DES TROUBLES VISUELS

DANS LEURS RAPPORTS AVEC LES

Tumeurs intéressant le Chiasma

PAR

Le Docteur Arthur JACQUEAU

Ex-Interne des Hôpitaux de Lyon

PARIS
LIBRAIRIE J.-B. BAILLIÈRE ET FILS
19, RUE HAUTEFEUILLE, 19

1896

DU MÊME AUTEUR

Névrome plexiforme de la paupière. — Arch. provinc. de Chir. Février 1896.

Un cas de grande hystérie avec phénomènes pseudo-méningitiques. — Lyon médical, Février 1896.

DES TROUBLES VISUELS

DANS LEURS RAPPORTS AVEC LES

Tumeurs intéressant le Chiasma

PAR

Le Docteur Arthur JACQUEAU

Ex-Interne des Hôpitaux de Lyon

PARIS
LIBRAIRIE J.-B. BAILLIÈRE ET FILS
19, RUE HAUTEFEUILLE, 19

1896

INTRODUCTION

En fouillant dans les divers traités d'Ophtalmologie ou de Neuro-pathologie, on ne note nulle part de description d'ensemble sur les lésions que peut faire subir à l'appareil visuel une tumeur ayant son siège soit dans le chiasma lui-même, soit au voisinage de celui-ci, de façon qu'il soit plus ou moins intéressé par la production pathologique.

Il semble que, jusqu'à maintenant, la lésion chiasmatique ait été surtout une trouvaille d'autopsie et qu'on ait peu cherché à la diagnostiquer sur le vivant : il est vrai que les observations en sont assez rares et que l'on peut ranger parmi les diagnostics d'exception celui de tumeur intéressant le chiasma.

Par l'étude de la physiologie pathologique d'abord, par celle d'un certain nombre d'observations ensuite, nous essaierons de montrer dans ce travail qu'en dehors des signes banaux et communs aux tumeurs encéphaliques il en est quelques-uns qui peuvent, dans bien des cas, permettre de porter, presque à coup sûr, un diagnostic précis. Quant à localiser le point de départ exact de telle ou telle tumeur, quant à dire si elle a pris naissance sur le chiasma lui-même ou en dehors de lui, c'est là un diagnostic souvent si difficile et si délicat que nous n'avons nulle prétention à y avoir réussi.

Voici quel plan général nous nous proposons de suivre : Dans un premier chapitre nous jetterons un rapide coup d'œil anatomique sur le chiasma optique, sur ses rapports, sa systématisation. Un deuxième chapitre classera les faits, dira l'étiologie et, si faire se peut, l'anatomie pathologique des diverses tumeurs le plus souvent en cause. Le chapitre III sera consacré à la physiologie pathologique et à la symptomatologie proprement dite. Ce sera de beaucoup le plus important pour le côté clinique au point de vue duquel nous nous plaçons. Il se complètera par le chapitre IV consacré au diagnostic ; et enfin dans une cinquième et dernière catégorie, nous relaterons diverses observations dont l'étude peut, à elle seule, étayer d'une façon sérieuse symptomatologie et diagnostic.

Nous avons pendant notre passage dans les services hospitaliers contracté envers nos maîtres de larges dettes de reconnaissance ; qu'ils veulent bien recevoir ici l'assurance de notre profonde gratitude.

M. le professeur Gayet, dont nous avons eu l'honneur d'être l'externe, puis l'interne, nous a toujours prodigué son enseignement et accueilli avec une extrême obligeance. Il reste pour nous le modèle du maître consciencieux et dévoué. En voulant bien accepter la présidence de notre thèse, il nous montre, une fois de plus, l'intérêt qu'il nous porte, nous ne saurons jamais l'en remercier assez vivement.

M. le professeur Lépine, de qui nous tenons le meilleur de ce que nous savons en clinique médicale, nous a donné pendant et depuis notre passage dans son service de si nombreuses marques de sympathie que nous n'avons nul espoir de pouvoir jamais nous acquitter envers lui. Il peut compter sur notre plus vive reconnaissance et notre plus complet dévouement.

A la mémoire du professeur Léon Tripier, chez qui nous eûmes la bonne fortune de commencer notre externat, nous adressons un souvenir de profonde admiration.

MM. Audry, Aubert, Cordier, Chappet, Carrier ont droit aussi à nos plus vifs remerciements pour l'empressement avec lequel ils nous ont fait bénéficier de leur savoir dans leurs services hospitaliers.

M. le professeur agrégé Weill, chargé de la clinique des maladies infantiles, nous a appris le peu que nous savons sur ce point si intéressant de la pathologie, nous lui en sommes vivement reconnaissant.

A M. le professeur agrégé Rollet, nous devons un tribut tout particulier. Depuis que nous avons été son interne alors qu'il remplaçait M. le professeur Gayet, il a toujours fait preuve à notre égard d'une extrême amabilité et nous a donné à plusieurs reprises des marques de sympathie que nous n'oublierons pas.

C'est dans le service de M. Vallas professeur agrégé

et chirurgien de l'Hôtel-Dieu, que nous terminons notre internat. Qu'il veuille bien recevoir ici l'assurance de la reconnaissance que nous contractons à son égard pour son enseignement si précieux et la bienveillance constante qu'il montre envers nous.

Le sujet de ce travail est né d'une conversation amicale avec le Dr J. Roux. Sa compétence bien connue pour tout ce qui a trait aux maladies nerveuses, nous a été des plus utiles, nous l'en remercions d'autant plus vivement qu'à ce titre nouveau s'ajoute celui d'une vieille amitié.

Que tous nos amis enfin, aussi bien ceux déjà loin de leurs études que ceux que nous laissons à l'internat, que nos excellents amis Vauthey et Jarre en particulier, reçoivent ici les remerciements que nous devons à leur sympathie !

CHAPITRE PREMIER

Considérations anatomiques

Une rapide incursion dans le domaine anatomique nous paraît nécessaire pour bien se rendre compte des faits que nous allons exposer.

On admet, d'après une doctrine aujourd'hui classique, que les fibres optiques parties de la rétine subissent au cours de leur trajet pour aboutir au centre cérébral visuel une décussation partielle. Cette décussation a lieu seulement pour les fibres provenant de l'hémisphère interne des deux rétines, la ligne de démarcation des deux moitiés rétiniennes étant marquée par un plan vertical coupant la fovea. Or, c'est au lieu même d'entrecroisement de ces fibres qu'on donne le nom de chiasma optique.

Celui-ci est anatomiquement représenté par une petite lamelle blanche, quadrilatère, à grand diamètre transversal et à bords concaves. Il présente une largeur moyenne de 12 à 14 millimètres, le diamètre antéro-postérieur étant seulement de 5 à 6 millimètres. A ces deux angles antérieurs aboutissent les nerfs optiques sous forme de cordons arrondis émergeant des trous optiques. Des deux angles postérieurs partent, d'autre part, les bandelettes optiques que l'on peut considérer comme la continuation du côté des centres, des nerfs optiques partiellement décussés.

En arrière du chiasma proprement dit et faisant pour ainsi dire corps avec lui sont deux systèmes de fibres commissurales qui n'ont aucun rapport avec le système optique, ce sont les commissures de Gudden et de Meynert.

Mais avant d'aller plus loin dans la constitution intime du chiasma, voyons d'abord quels sont ses rapports précis.

En bas, il répond à la gouttière du sphénoïde, dite gouttière optique, mais pas aussi complètement que l'enseignent les classiques ; il repose en effet un peu en arrière de cette gouttière et se trouve séparé de la voûte du sinus sphénoïdal par le lobe antérieur du corps pituitaire (Panas), ce qui, dans bien des cas, nous donne la clef de certains faits pathologiques liés à l'hypertrophie de ce dernier, comme nous le verrons. Il répond en outre médiatement aux sinus sphénoïdaux sous-jacents, mais plutôt situés en même temps un peu en avant.

Si maintenant on vient à renverser le chiasma pour examiner sa *face supérieure* ou cérébrale, on voit que celle-ci est reliée au cerveau par une lame de substance grise faisant partie de l'espace perforé antérieur et que l'on désigne indistinctement sous le nom de racine grise des nerfs optiques ou de lame sus-optique. Cette lame a une forme triangulaire et se trouve comprise dans l'écartement des deux pédoncules du corps calleux. Elle semble formée par deux lamelles accolées sur la ligne médiane où l'on voit une partie mince et presque transparente, fermant à ce niveau le troisième ventricule. Disons en passant que l'on trouve dans la constitution de cette lame des amas de petites cellules fusiformes que Meynert considère comme étant de nature ganglionnaire, d'où le nom qu'il leur donne de ganglion optique basal.

En avant, le chiasma est en rapport, par son angle antérieur rentrant avec la scissure interhémisphérique, par ses angles latéraux saillants avec la substance criblée qui livre passage aux artères des noyaux gris centraux. Plus en avant encore sont les lobes frontaux sur lesquels courent les deux bandelettes olfactives; leurs racines sont dans le voisinage immédiat du chiasma, ce qui donne d'emblée l'explication des troubles de l'odorat assez souvent liés aux lésions chiasmatiques.

En arrière, l'angle postérieur rentrant ferme en avant l'espace losangique qui contient le tuber cinereum, les tubercules mamillaires et la substance perforée antérieure. L'hypophyse ou corps pituitaire étant en quelque sorte appendu au tuber cinereum et logé dans la selle turcique, il en résulte que ses rapports avec le chiasma sont presque immédiats. On sait, d'autre part, que la selle turcique elle-même est bordée de chaque côté par le sinus caverneux que traversent la carotide interne et le moteur oculaire externe et dont les parois renferment le moteur oculaire commun, le pathétique, et l'ophtalmique.

Si nous insistons légèrement sur les rapports de ces divers organes, c'est que leur connaissance rend facile à comprendre le retentissement sur le chiasma des tumeurs dont ils peuvent être le siège, et réciproquement. Voyons maintenant quel trajet suivent les fibres visuelles à travers le chiasma, quelle est sa systématisation? Et, tout d'abord, éliminons du système optique les commissures de Meynert et de Gudden, il est définitivement admis aujourd'hui qu'elles n'ont rien à faire avec l'élément visuel. Signalons toutefois que les fibres de la commissure de Gudden, après entrecroisement sur la ligne médiane se terminent dans le noyau lenticulaire et le corps genouillé interne. Elles formeraient ainsi un système d'union entre ces deux organes et relèveraient de l'appareil auditif (von Monakow).

L'anatomie pathologique basée sur les études cliniques et surtout sur l'étude des dégénérescences expérimentales a permis de reconnaitre dans le chiasma des fibres visuelles directes, des fibres croisées et enfin un troisième groupe de fibres essentiellement liées à la vision distincte et formant le faisceau papillo-maculaire destiné à la région de la macula. Ce dernier faisceau longtemps méconnu, bien que soupçonné à cause des faits cliniques de névrite retro-bulbaire s'accompagnant de scotome central, a été prouvé d'une façon indiscutable par les observations de Samelhson, de Nettelschip, de Vossius, de Bunge et Uhthoff, et enfin par celle plus récente de Thomsen. (1)

Quelle est la situation de ces divers ordres de fibres dans le chiasma?

(1) Thomsen. Arch. fur Psychr vol. XIX, p. 185, 1888.

Pour ce qui est du faisceau direct correspondant au côté externe de la rétine il ne saurait y avoir de doute, et tous les expérimentateurs sont unanimes à le placer à la partie externe du chiasma, il continue ainsi la situation qu'il avait dans le nerf optique. L'accord toutefois n'est pas absolu au sujet de sa marche isolée telle que la décrivent Von Gudden, Darkschewitsch et Ganser, ou de son enchevêtrement plus ou moins intime avec les fibres du faisceau croisé, tel que le veulent par exemple Kellermann et Delbruck.

Les expérimentateurs s'entendent aussi pour placer le faisceau croisé en dedans du faisceau direct, mais les uns le localisent avec Monakow et Burdach à la partie inférieure, les autres avec Henschen à la partie supérieure. « Ces divergences d'opinion sur la hauteur de ce faisceau tiennent probablement, c'est, du moins, ce qui résulte de la lecture des observations, à ce que les auteurs n'ont pas considéré les mêmes portions du chiasma. »

Quant au faisceau maculaire, les diverses descriptions données par Vossius, Bunge, Uhthoff, Thomsen, sont à peu près les mêmes. « En quittant la partie centrale du nerf optique le faisceau maculaire pénètre obliquement de haut en bas et de dehors en dedans le chiasma ; il est entouré à droite et à gauche par le faisceau direct, il repose en bas sur les fibres du faisceau croisé, occupe en somme la partie centrale de chaque partie symétrique du chiasma. D'abord séparé de son congénère dans la partie antérieure du chiasma, il communique avec lui par petits fascicules dans la partie postérieure de ce dernier. » (Vialet) (1)

Sans vouloir suivre les fibres visuelles en arrière du chiasma, disons seulement que celles-ci, après s'être condensées dans les bandelettes optiques, traversent des relais représentés par le pulvinar, le corps genouillé externe, et le tubercule quadrijumeau antérieur. De là prenant le nom de radiations optiques, elles convergent vers la partie postérieure de la capsule interne, s'y condensent en un faisceau unique (faisceau sagittal de Wernike, ou faisceau optique intra-cérébral), suivent le côté externe du prolongement postérieur du ventricule latéral, et, finalement viennent se perdre dans l'écorce du lobe occipital, très probablement, d'après Vialet, dans les trois circonvolutions de la face interne et inférieure du lobe occipital ainsi que dans la pointe de ce dernier.

Il n'entre pas dans le cadre de notre étude de décrire les dégénérescences du nerf optique, du chiasma et des bandelettes, délimitant ainsi les connexions des fibres visuelles avec les ganglions de la base ; nous dirons seulement que, grâce aux patientes études de Von Gudden et Von Monakow, grâce aussi à la conception nouvelle de l'histologie rétinienne, surtou œuvre de Ramon y Cajal, on admet qu'il faut distinguer dans l'appareil nerveux visuel deux ordres de fibres différentes à la fois par leur origine et leur terminaison, ce sont : 1° des fibres à gros calibre,

(1) Vialet Les centrescérébraux de la vision et l'appareil nerveux visuel intra-cérébral. Thèse de Paris 1893

qui prendraient naissance dans les cellules multipolaires de la rétine pour aller aboutir dans la substance gélatineuse du corps genouillé et du pulvinar; 2° des fibres à petit calibre, émergeant de la substance grise superficielle du tubercule quadrijumeau antérieur et aboutissant à la couche des grains de la rétine d'après la conception de Ramon y Cajal. — Il résulte de l'exposition de ces faits qu'une section du nerf optique ou du chiasma pourra produire aussi bien du côté du globe oculaire que du côté des centres cérébraux les deux ordres de dégénérescence, ascendante et descendante.

Tels sont l'anatomie et la systématisation du chiasma optique. Avant de quitter ce sujet, nous croyons devoir dire un mot des altérations que la compression peut lui faire subir. Elles sont, du reste, les mêmes que pour le tissu nerveux en général.

Les expériences de MM. Adamkiewicks et Kahler ont démontré que si la compression était exécutée rapidement, la fonction était presque immédiatement abolie dans le tissu nerveux. Si, au contraire, celle-ci a lieu doucement, progressivement, il se fait de véritables phénomènes d'accoutumance et la fonction peut encore exister pendant longtemps. De plus, si la cause comprimante est supprimée, la fonction peut se rétablir complètement. Aussi, peut-on avec M. Adamkiewickz, distinguer trois degrés dans la compression du tissu nerveux :

1° Degré : Pas de troubles fonctionnels ;

2° Degré : Troubles fonctionnels passagers ;

3° Degré : Troubles fonctionnels persistants.

CHAPITRE II

Etiologie et anatomie pathologique. — Classement des cas

Dans ce chapitre, nous envisagerons les différentes causes de désorganisation du chiasma par tumeurs intra et périchiasmatiques, le mot tumeur étant pris ici dans son acception la plus large. Nous passerons successivement en revue :

1° Les tumeurs intrachiasmatiques primitives ou secondaires.

2° Les tumeurs nées aux dépens du sinus sphénoïdal.

3° Les tumeurs de la glande pituitaire.

4° Les cas d'acromégalie.

5° Les tumeurs anévrysmatiques.

6° Les diverses tumeurs cérébrales de voisinage.

Nous n'aurons pas ainsi la prétention d'épuiser en ce cadre restreint toutes les causes qui peuvent servir de cause comprimante au chiasma optique, mais seulement de synthétiser en quelque sorte les plus fréquentes et de déterminer les affections les plus communes dans un syndrome pathologique qui est en somme une rareté.

I. — Tumeurs intrachiasmatiques

Les tumeurs prenant naissance dans le chiasma lui-même sont extrêmement rares ; Wilbrand [1] dans son relevé statistique n'en a relaté que onze cas et encore parmi ceux-ci il en est dont rien ne prouve que le chiasma fut le point de départ primitif. Dans cinq de ces cas, on avait affaire à des tumeurs au sens propre du mot, dans trois autres à des gommes et dans les trois derniers à des tubercules.

Si on ajoute à ces faits ceux dans lesquels la tumeur avait son point de départ dans le nerf optique avec envahissement secondaire du chiasma, on n'arrive guère à augmenter la statistique que de trois ou quatre observations.

Les néoplasies sont le plus souvent des sarcomes ou des glio-sarcomes. Dans le cas de Recklinghaüsen [2], il s'agissait de sarcome angiolithique qui, après avoir englobé le nerf optique derrière le globe oculaire avait envahi secondairement la dure-mère crânienne et le chiasma.

Dans un autre cas, de Achman (Obs IV), on avait affaire à une tumeur de même nature grosse comme un œuf de poule et occupant exactement la région du chiasma. Dans les observations de Schott (Obs. XII), de V. Grœfe [3], où l'examen microsco-

(1) Wilbrand (H.). Ueber hemianopsie, etc., Berlin, 1881.
(2) Recklinghaüsen. Arch. f. Opht. X, p. 201.
(3) V. Grœfe. Ibid, XII, 2, p. 100-124.

pique fut soigneusement pratiqué, il s'agit de glio-sarcome ayant débuté par le nerf optique.

Un cas de Michel [1] est particulièrement intéressant : il s'agissait d'un épaississement très notable du chiasma et du nerf optique droit chez un malade atteint d'éléphantiasis ; le microscope fit découvrir une pullulation interstitielle de fibres formant des couches régulières de direction circulaire et longitudinale contournant le tronc nerveux.

Pana (Obs. IX) a rapporté un cas où la tumeur semblait formée par du tissu fibreux pur.

Pour ce qui est de la tuberculose, Wilbrand, avons-nous dit, n'en cite que trois cas, le plus connu est celui de Hjort [2] où un tubercule gros comme une noisette fut trouvé dans la moitié droite du chiasma d'un homme de 44 ans.

Plus récemment Sattler [3] en a rapporté un autre cas : on trouva à l'autopsie un tubercule également de la grosseur d'une noisette qui occupait la place du nerf optique droit et la moitié droite du chiasma ; le malade avait en outre de nombreux foyers tuberculeux dans les méninges. Cette rareté, du reste, de la tuberculose chiasmatique n'est pas pour nous surprendre si l'on considère que la tuberculose du nerf optique lui-même est considérée comme une des plus grandes raretés anatomo-pathologiques.

Les gommes syphilitiques paraissent un peu plus

(1) Michel. Ibid., XIX, 3, p. 145.
(2) Klin. Monatlbl., V, p. 166.
(3) Arch. f. Ophtalm., t. XXIV, 3, p. 127.

fréquentes. Depuis le cas d'Arcoleo (Obs. XI) qui date de 1867, on en a rapporté quelques exemples. Nammack, tout récemment, en a publié une observation (Obs. III), mais qui n'a malheureusement pas le contrôle de l'autopsie. Plus récemment encore, Blessig [1] a cité un cas dans lequel la tumeur gommeuse remplissait la fosse turcique, entourait l'artère ophtalmique et la moitié droite du chiasma.

Quelques cas, du reste, ont dû passer inaperçus, faute d'avoir pu être diagnostiqués, puisque les malades peuvent, comme celui de Nammack, guérir par le traitement spécifique.

II. — Tumeurs nées aux dépens du sinus sphénoidal.

Le chiasma, on le sait, reposant au-dessus des sinus sphénoïdaux, rien d'étonnant à ce qu'une tumeur, ayant son siège dans les sinus eux-mêmes, retentisse sur lui.

Ces tumeurs sont surtout des polypes et des ostéomes. Lawson [2] cite un chondrome congénital, Wicherkiewicz [3] un sarcome et Albert [4] un carcinome

Enfin, au dernier Congrès d'Ophtalmologie [5], MM. Morax et Jocqs ont cité chacun un épithélioma primitivement développé dans le sinus.

(1) Klin. Monatibl. f. Angenheilk, sept. 1895.
(2) Lawson. Brit. med. Journ., p. 775, 1883.
(3) Wicherkiewicz, Berl. klin. Woch., p. 409, 1882.
(4) Albert. Lehrb. S. Chir. I.
(5) Soc. franç. d'Opht., Paris, 1896.

Il n'est pas rare que ces diverses affections atteignent l'appareil optique, puisque dans 23 cas recueillis par Berger (1) la cécité était complète. Cette cécité, d'après Berger et Pana, aurait plutôt lieu par la compression des deux nerfs optiques que par celle du chiasma lui-même. La raison en serait dans la disposition anatomique de celui-ci qui ne touche pas directement au sphénoïde, mais en est séparé par le prolongement antérieur du corps pituitaire. Le chiasma serait donc habituellement comprimé en second lieu, après les nerfs optiques.

Quant à la rapidité avec laquelle les troubles visuels apparaissent, troubles sur lesquels nous reviendrons plus tard, ils sont éminemment variables avec la tumeur elle-même, son mode d'évolution et surtout l'épaisseur de la paroi située entre le canal optique et le sinus sphénoïdal. Nous ne citerons ici que le cas de Priestley-Smith (2), dans lequel il se produisait de l'hémianopsie temporale périodique curieuse causée probablement par le gonflement périodique de la tumeur.

C'est le cas de signaler ici que plusieurs auteurs, et en particulier Berger (3), veulent expliquer par un vice de conformation du corps du sphénoïde faisant office de cause comprimante sur le chiasma et les nerfs optiques, les atrophies congénitales précédées ou non de stade névritique. M. Berger généralise les faits et explique de la même façon les cas d'atrophie

(1) Berger. La chirurgie du sinus sphénoïdal, Paris, 1890.
(2) Priestley-Smith. Opht. Rev. juin, 1883.
(3) Berger. Loc. cit.

optique double, sans troubles de l'acuité visuelle, tels qu'en ont signalés Von Gœger, Schmidt-Rimpler, lui-même, cas que M. Trousseau [1] a décrit sous le nom de pseudo-atrophies du nerf optique. Dans ces cas, en effet, il y aurait eu une lente compression du tissu nerveux entraînant la seule disparition de la gaîne myélinique sans atteindre les fibres nerveuses elles-mêmes.

Enfin, c'est encore cette théorie qui expliquerait ces atrophies avec défectuosité progressive de la vue apparaissant de 16 à 23 ans et dont nombre d'auteurs, en particulier Leber [2], ont rapporté des exemples. M. Berger, pour étayer son hypothèse de la compression, fait remarquer que l'atrophie optique se fait à peu près à l'âge auquel, d'après Tillaux, se termine le développement du sinus sphénoïdal.

III. — Tumeurs de la glande pituitaire

Les tumeurs de la glande pituitaire, mis à part les cas d'acromégalie, dont nous parlerons plus loin, sont bien plus rares encore que les tumeurs des sinus sphénoïdaux et on en compte les observations. Presque toujours elles s'accompagnent de symptômes oculaires évidemment liés à leur localisation au niveau du chiasma optique.

Bernhardt [3] dans son traité sur la symptomatologie et le diagnostic des tumeurs cérébrales, n'en a

(1) Trousseau. Pseudo-atrophie de la papille. Rev. gén. d'Opht., 1887.

(2) Leber. Arch. f. Opht., XIV, 2, p. 164.

(3) Bernhardt. Beiträge zur Symptomatologie und Diagnostik der Hirngeschwalste.

réuni que 5 cas. Ladame (1) en cite 14 cas et Auché (2), dans sa thèse, où il fait une sorte de revue générale des lésions du corps pituitaire, rapporte environ une vingtaine d'observations où il s'agissait réellement de tumeurs de l'hypophyse. Mais dans ces cas, il faut encore faire des réserves, car, en raison de l'absence de l'examen histologique, il est impossible de déterminer, pour plusieurs de ces tumeurs, si elles avaient réellement pris naissance dans le corps pituitaire lui-même ou si au contraire il n'avait été envahi que secondairement. Plus récemment, Rath (3) a relevé 38 cas de tumeurs du corps pituitaire et, en 1893, Sachs (4) y ajoutait 10 nouveaux cas.

Bien que très incomplète, nous donnons ici la statistique fournie par Auché, elle pourra néanmoins éclairer sur la nature même des néoplasies de l'hypophyse :

10 cas de tumeurs cancéreuses, dont 2 tumeurs fibro-plastiques, 1 enchondrome, 3 encéphaloïdes, 2 squirrhes et 3 fongus mal définis ;

9 hypertrophies simples, dont 2 bien démontrées, 5 probables et 2 qui se rapprochent beaucoup du cancer ;

3 cas de tuberculose ;

5 cas de kystes, dont 1 à échinocoques.

En 1887, M. Leclerc (5), au travail duquel nous

(1) Ladame. Hirngeschwalste.

(2) Auché. Glande pituitaire et ses maladies. Thèse de Paris, 1873.

(3) Rath. Beitr. z. Casuistik. S. Hypophyse Tumoren T. D. Gottingen, 1888. et Arch. f. opht. XXXIV, 4. p. 81.

(4) Sachs. Arch. f. Augenh, XXVI, p. 237, 1893.

(5) F. Leclerc. Note sur trois cas de tumeurs intracrâniennes. Rev. de méd.

faisons quelques emprunts, a rapporté un cas très remarquable de tumeur primitive de la glande pituitaire (Observ. VIII). Celle-ci était grosse environ comme un œuf de dinde, dépassant ainsi les dimensions habituelles, puisque la plupart des auteurs comparent la néoplasie à une noix ou à un œuf de pigeon. M. le professeur Renaut, qui examina la tumeur, conclut à un « carcinome alvéolaire absolument type qu'on ne pouvait mieux comparer qu'au carcinome alvéolaire de la mamelle ».

En somme, rareté extrême des tumeurs du corps pituitaire, et, quand elles existent, prédominance marquée des tumeurs carcinomateuses, telle est la conclusion qui se dégage des cas observés.

IV. — Acromégalie

Des tumeurs proprement dites de l'hypophyse nous arrivons à l'acromégalie. Cette maladie dont on s'est tant occupé depuis quelques années s'accompagne, on le sait, d'une hypertrophie notable du corps pituitaire et les thèses de Souza-Leite (1), de Duchesneau (2), où sont rapportées nombre d'observations montrent qu'on peut considérer cette hypertrophie comme constante. Or, les troubles oculaires dans cette affection sont des plus fréquents, et Hertel (3), dans un travail tout récent, s'est occupé de relever tous ces faits dans la littérature médicale; il les a

(1) Souza-Leite. Thèse de Paris, 1890.

(2) Duchesneau. Thèse de Lyon, 1891.

(3) Hertel. Beziehungen der Acromegalie zu Augenerkrankungen, V. Græfe's Arch. t. XLI, 1.

notés 91 fois dans 174 cas, soit 53 0/0. De plus, cet auteur, classant les diverses lésions de l'appareil oculaire par acromégalie, a trouvé que le groupe de beaucoup le plus important était celui dans lequel le chiasma lui-même était plus ou moins lésé; ces lésions, en effet, étaient parfaitement appréciables 66 fois dans les 91 cas rapportés, soit 73 0/0.

Il faut noter toutefois ici que rien n'est plus variable que la date d'apparition des troubles visuels, ceux-ci se développant parfois très rapidement comme dans les cas de Debierre (obs. I), de Surmont (obs. X), ne survenant d'autres fois que fort tardivement ou pas du tout comme dans le cas de M. Claus (1) dont la malade, acromégalique depuis 25 ans, avait néanmoins une vue excellente.

Faut-il pour expliquer ces lésions optiques penser avec quelques auteurs et Duchesneau, qu'il se fait dans le nerf optique et les conducteurs visuels des troubles spéciaux liés à l'acromégalie elle-même? Nous ne le croyons nullement et la seule théorie de la compression chiasmatique ou périchiasmatique en rend compte suffisamment. Nous avons fait remarquer dans notre courte étude anatomique qu'une portion du corps pituitaire s'insinuait entre le chiasma et la gouttière optique. N'est-ce pas là une condition suffisante pour que toute hypertrophie de cette partie de l'hypophise pèse sur le chiasma et interrompe en certains points la conductibilité visuelle. Les signes cliniques ordinaires (Hemianopsie hétéronyme, cécité rapide, atrophie, etc.) cadrent du reste

(1) Claus. Ann. de la Soc. de Médec. de Gand, 1890.

parfaitement avec ceux habituels aux lésions du chiasma pour cause comprimante comme le montrent les observations I et X.

V. — Anévrysmes

Nous lisons dans Wecker et Landolt (1) que les dilatations des artères carotides internes « ont maintes fois comprimé le chiasma ». On pourrait croire d'après cela que c'est un fait courant que de voir des anévrysmes carotidiens à ce niveau. Or la démonstration anatomique, seule capable de nous renseigner exactement, en est d'une assez grande rareté.

Wilbrand dans sa statistique n'en cite qu'un seul cas. Il faut mettre à part toutefois l'anévrysme artérioso veineux, mais alors son siège intéresse beaucoup plus souvent le nerf optique que le chiasma lui-même. Cet anévrysme est le plus souvent la conséquence d'un traumatisme ayant amené la déchirure de la carotide interne dans le sinus caverneux. Le cas de Nélaton est classique, l'artère avait été déchirée par une esquille provenant du corps du sphénoïde. On trouve dans les auteurs 60 à 70 cas de ce genre.

Ces faits mis à part il reste, disons-nous, bien peu de faits où un anévrysme allait presser sur le chiasma. Nous n'avons pu recueillir que trois cas dûs à Hutchinson fils, à Knapp et à Weir-Mitchell. Dans celui de Hutchinson, il s'agissait d'un petit

(1) Traité d'ophtalmologie, t. III, p. 614.

anévrysme qui siégeait à l'extrémité antérieure de l'artère basilaire; le sujet avait été atteint douze jours avant sa mort d'amaurose bilatérale.

Le cas de Knapp (1) est tout particulièrement intéressant par ce fait que la dilatation anévrysmatique étant double et comprimant les deux angles latéraux du chiasma donnait ainsi lieu à de l'hémianopsie nasale bilatérale, mais il faut remarquer que le corps du délit siégeait non pas dans les carotides mais dans les artères cérébrales antérieures qui, très dilatées, présentaient des parois épaisses et athéromateuses.

Non moins curieuse est l'observation publiée plus récemment par Weir-Mitchell et qu'en raison de son intérêt nous avons reproduite tout entière (obs. II): L'anévrysme s'était produit aux dépens d'une artère normale reliant les carotides en passant sous le chiasma; l'artère dilatée soulevait celui-ci dans la partie médiane au point de le diviser complètement en deux parties rejetées de chaque côté et à le rendre, de ce fait, méconnaissable.

Il faut donc mettre, comme on le voit, au rang des curiosités scientifiques, les cas de lésions chiasmatiques par anévrysme et ne pas les faire rentrer dans le cadre habituel de la clinique.

VI. — Tumeurs cérébrales

Les tumeurs nées, soit aux dépens de la substance cérébrale elle-même, soit aux dépens des méninges et venant comprimer le chiasma sont beaucoup moins

(1) Knapp (de New-York). Hemiopic and sectorlike defects on the field of the vision (arch. of isc. and pract. méd., n° 4, 1873).

rares, elles constituent la cause de beaucoup la plus fréquente des affections du chiasma (Wilbrand).

Dans la statistique déjà citée de Wilbrand, nous rouvons 6 cas de néoplasies ayant pris naissance dans le plancher du 3e ventricule, 3 à la base du cerveau, 1 dans la substance perforée postérieure; dans un cas on avait affaire à un grand kyste d'un hémisphère cérébral, et dans un autre à une tumeur du corps genouillé externe, de la couche optique et du pied pédonculaire.

On conçoit du reste que la nature de ces tumeurs soit essentiellement variable et qu'elles soient des provenances les plus diverses. Le cancer, surtout le sarcome dont la prédominance à la base du cerveau est bien connue, entrent les premiers en ligne de compte, puis viennent les gliomes, les psammomes et les sarcomes angiolitiques souvent confondus ensemble, les tumeurs kystiques, les tubercules etc... Il faut faire une mention spéciale pour les lésions scléro-gommeuses et les gommes proprement dites, peu fréquentes du reste, mais dont la localisation la plus habituelle se fait aux environs de la selle turcique et du chiasma.

Dans un cas relevé dans le service du professeur Gayet (obs. VII personn.) on trouve une masse dure, grosse comme un œuf de pigeon, nettement incorporée à la substance cérébrale et qui avait envahi le troisième ventricule et toute la région du corps calleux et du trigone. Le chiasma était respecté par la tumeur qui pourtant pressait fortement sur lui si l'on en juge par l'amplyopie complète que présentait la malade.

A son tour la malade de M. Bouveret (obs. V) présentait un vaste kyste développé à la base et réunissant les deux lobes frontaux. Celui-ci passant sur le chiasma se prolongeait jusque dans l'espace inter-pédonculaire. L'examen histologique démontra qu'il s'agissait en réalité non pas d'un kyste véritable, mais d'un psammome développé aux dépens de l'arachnoïde et dans lequel s'était fait un épanchement séreux.

CHAPITRE III

Physiologie pathologique et symptomatologie

§ I

PHYSIOLOGIE PATHOLOGIQUE

Avant d'essayer de grouper les divers symptômes cliniques que peut produire une lésion du chiasma, essayons d'abord d'idéaliser en quelque sorte ces lésions et voyons quel trouble fonctionnel peut produire une tumeur bien localisée sur telle ou telle région du chiasma. Cette description purement schématique sert du reste d'explication facile à la plupart des cas pathologiques :

1° Supposons une *lésion totale* du chiasma avec une interruption complète de la conductibilité nerveuse, la cécité en sera fatalement la conséquence. De plus la névrite optique, si elle existe, sera double, du moins d'après la théorie de Schmidt Manz, la stase dans les gaines reconnaissant dans l'un et l'autre côté une cause identique.

Enfin les contractions de la pupille à la lumière seront totalement abolies puisque la conduction sera coupée entre l'iris et le triangle de l'habenula actuellement considéré comme le véritable centre reflexe des mouvements pupillaires. Il peut se faire en outre que certains nerfs crâniens soient paralysés en raison de leur voisinage, tels l'oculo-moteur commun, le nerf olfactif. Pour ce qui est des nerfs moteurs de l'œil, si la paralysie a lieu elle sera totale à la fois extrinsèque et intrinsèque (E. Berger). Toutefois cette paralysie n'a rien de constant, elle peut être unilatérale, double, ou manquer complètement.

2° Supposons maintenant une lésion exactement *médiane*, les deux faisceaux croisés du chiasma, ceux qui se rendent dans la moitié nasale de chaque rétine, seront détruits.

Cette moitié nasale rétinienne sera donc fonctionnellement supprimée, les impressions lumineuses ne seront plus transmises par elle de ce côté et il en résultera pour le sujet une double hémianopsie temporale. Il va sans dire qu'à mesure que la lésion s'étendra cette hémianopsie pourra se transformer en amblyopie plus ou moins accentuée, selon l'empiètement plus ou moins marqué sur les faisceaux directs. L'hémianopsie temporale sera donc le fait primitif, mais elle se produira avec une rapidité variable selon que la tumeur sera localisée plus en avant ou plus en arrière : en avant, en effet, les fibres croisées n'étant nullement protégées seront vite atteintes, en arrière au contraire où existent des tractus commissuraux n'ayant rien affaire avec l'appareil de la vision elles le seront beaucoup plus tard, parfois même pas du tout. Cette particularité semble donner la clef de certains faits, tels que celui de Nélaton [1], où le chiasma était en partie trans-

[1] Nélaton. Rev. médic., juillet 1893.

formé en une masse gélatineuse sans altérations marquées de la vision.

Dans ces cas, il y a presque toujours diminution de l'acuité visuelle totale et léger rétrécissement périphérique du champ visuel du côté non hémianopsique. En outre, le reflexe pupillaire paraît subsister plus longtemps et il en doit être ainsi si l'on considère que, d'après l'opinion actuelle, les fibres conductrices de ce reflexe sont pour la plupart au moins contenues dans le faisceau direct du nerf optique.

L'examen du fond de l'œil ne dénote pas de lésion, du moins au début, et plus tard elles ne sont généralement pas très accentuées ; ce sont des névrites optiques partielles, ou même de l'atrophie sans stade névritique préalable.

3° Si maintenant la lésion vient à se localiser à l'un *des angles latéraux* rentrants du chiasma, le premier trouble visuel produit sera un rétrécissement nasal du champ périmétrique, qui se traduira par une hémianopsie nasale complète du côté lésé, dès que le faisceau direct sera tout entier envahi par le processus pathologique. Suivons l'accroissement de la tumeur : le faisceau croisé du côté atteint sera à son tour envahi, d'où amblyopie totale faisant suite à l'hémianopsie ; bientôt le faisceau croisé du côté opposé sera pris dans le processus d'où amblyopie d'un côté, hémianopsie temporale de l'autre. Enfin l'autre faisceau direct venant à se prendre il y aurait amblyopie double totale.

Au début, alors que le faisceau direct seulement est atteint, nous avons déjà une paresse inaccoutumée du reflexe pupillaire, sinon une abolition complète mais qui peut ne siéger que du côté de la moitié non sensible de la rétine.

Si nous supposons la lésion symétrique et n'atteignant que les fibres directs nous aurons une hémianopsie bi-nasale et toujours abolition du reflexe pupillaire du côté temporal qui sera le côté rétinien non sensible.

Signalons en passant que dans les lésions situées plus haut près du centre cortical de la vision on aura au contraire une conservation du reflexe lumineux même du côté de la rétine où la fonction est abolie (Wernicke).

Dans la lésion chiasmatique latérale on pourra voir, mais sans qu'il y ait rien d'absolu, les mêmes troubles du fond de l'œil que dans les lésions médianes. Remarquons seulement que le voisinage plus immédiat des nerfs moteurs pourra amener aisément dans ce cas des paralysies oculaires.

4° Il reste à envisager les cas où une lésion siège en haut et en bas du chiasma. Mais ceux-ci ne présentent aucune considération spéciale à mettre en relief; ils se confondent avec les cas de lésions médianes dont nous avons parlé et doivent théoriquement produire l'hémianopsie temporale hétéronyme. Peut-être qu'une lésion très peu étendue et bien localisée aux plans supérieurs ou inférieurs du chiasma pourrait produire également une hémianopsie supérieure ou inférieure, mais cela n'est qu'une hypothèse, d'autant plus que, pratiquement, jamais de telles hémiopsies n'ont été observées; dans tous les cas signalés en effet il s'agissait bien plutôt de rétrécissement dans le champ visuel siégeant soit en haut soit en bas et ordinairement dûs à des processus névritiques.

Dans notre description schématique, il n'est point question des hémianopsies homonymes. C'est qu'on ne voit nullement comment une lésion du chiasma pourrait la produire, à moins de la supposer double et avec une délimitation absolument invraisemblable (Nuel). Jamais du reste rien de pareil n'a été observé.

On peut supposer toutefois une lésion d'une bandelette donnant de l'hémianopsie homonyme et ayant gagné progressivement le chiasma ; mais dans ces cas, la lésion chiasmatique n'est pas en cause, et si elle le devient c'est uniquement pour masquer plus ou moins l'hémianopsie primitive, ou bien la transformer soit en amblyopsie soit en une autre variété d'hémianopsie.

§ II — Symptomatologie

Il s'en faut de beaucoup que les signes cliniques fournis par une tumeur intérressant le chiasma aient une précision aussi mathématique, si l'on peut ainsi dire, que ceux fournis par les lésions idéales dont nous venons de parler. Cela tient d'une part à ce que bien rarement la localisation est exactement limitée à un groupe de fibres, d'autre part à ce que bien souvent il s'y mêle des lésions d'organes voisins qui font de l'entité morbide un syndrome pathologique complexe. Il est pourtant un certain nombre de symptômes suffisamment constants pour qu'on puisse les considérer comme à peu près caractéristiques, nous allons les passer en revue.

1° Symptômes liés aux lésions des fibres visuelles.

Il faut distinguer les symptômes fonctionnels et les symptômes objectifs.

a) Symptômes fonctionnels. — Les symptômes fonctionnels liés aux lésions des fibres visuelles peuvent se grouper sous deux chefs : 1° hémianopsies hétéronymes, 2° amblyopsies et amauroses.

Les hémianopsies hétéronymes méritent la première place, on peut les considérer lorsqu'elles existent comme pathognomoniques. Il faut dire que leur rareté est assez grande et Mauthner estime qu'elles ne se rencontrent pas plus d'une fois sur cent cas d'hémianopsies. Il est à croire, toutefois, qu'assez souvent elles ont dû passer inaperçues. Mais parmi ces hémianopsies hétéronymes, c'est surtout, on pourrait dire presque uniquement, la variété latérale et temporale qui se trouve signalée dans les diverses observations.

Dans ces cas, on n'a habituellement pas une ligne de démarcation entre les deux moitiés rétiniennes aussi nette que dans l'hémianopsie homonyme, il s'agit plus exactement de scotomes obscurcissant une partie plus ou moins considérable du champ visuel temporal. Tantôt ces scotomes tranchent nettement sur les parties claires ; tantôt il existe au contraire une zone de transition insensible. Cette variété d'hémianopsie se fait remarquer par sa tendance à envahir le champ visuel tout entier, à produire par conséquent une amaurose véritable, à l'inverse de l'hémianopsie homonyme qui, elle, peut rester très longtemps stationnaire ou rétrocéder.

L'acuité visuelle ait toujours plus ou moins atteinte et Mauthner cite un cas de Schœn où elle était de deux tiers comme la plus élevée qu'on ait observée. Il est rare, en outre, qu'il n'y ait pas un certain degré de rétrécissement périphérique de la portion du champ visuel restée normale. Enfin, on peut constater des troubles chromatiques : dans le cas de Debierre, par exemple (Obs. I), aucune couleur n'était perçue normalement du côté droit, du côté gauche le rouge et le bleu étaient perçus dans une étendue du champ visuel correspondant à celui du blanc.

Tous les cas d'hémianopsie double temporale, disions-nous, doivent faire penser à une tumeur intra ou péri-chiasmatique, quelle qu'en soit la variété. Il faut tout au plus faire une réserve pour les cas où on a voulu mettre l'hystérie en cause et que nous discuterons plus tard.

Dans toutes les autopsies dont les résultats ont été publiés, on a en effet trouvé une lésion du chiasma. Dans la plus ancienne, celle de E. Müller (1), on trouva un sarcome de la grosseur d'une pomme parti de l'hypophyse et qui avait « comprimé le chiasma sur la ligne médiane » ; le malade avait, outre son hémianopsie, présenté une cécité passagère ; l'hémianopsie avait atteint l'œil droit d'abord, puis bientôt après l'œil gauche. Peu de temps après, Sœmish (2) rapportait un

(1) Müller. Miener Sitzber, 1861.

(2) Sœmish. Klin. M. B. f. Augenheilk, 1865.

cas à peu près analogue : il s'agissait également d'un sarcome gros comme un œuf de pigeon siégeant à la partie antérieure du chiasma et écartant les deux nerfs optiques : on avait noté pendant la vie d'abord de la baisse de l'acuité visuelle, puis de l'amaurose et finalement une hémianopsie hétéronyme sans signes ophtalmoscopiques. Pana (¹) rapproche de ce fait un cas qu'il a observé : un malade présentait une baisse de l'acuité visuelle sans signes ophtalmoscopiques. Six mois après survint une hémianopsie hétéronyme temporale avec de l'hébétude ; des accidents cérébraux se montrèrent et la mort eu lieu brusquement. « Bien que l'autopsie n'ait pas été faite, dit-il, nous sommes persuadé qu'il s'agissait d'un cas analogue à celui de Sœmish. »

On trouvera à la fin de ce travail deux autres observations qui paraissent très probantes. Dans l'une d'elles (Obs. I) le champ visuel pris au périmètre présentait des deux cotés une « hémianopsie temporale très nette » : en outre il existait une baisse notable de l'acuité visuelle, un amoindrissement du sens des couleurs, une légère paralysie du moteur oculaire commun et un certain degré d'atrophie papillaire, tous signes qui ajoutés au fait capital de l'hémianopsie bi-temporale devaient faire diagnostiquer une compression du chiasma. L'autopsie ne fut pas faite, mais ici les circonstances pathologiques ont la force d'une autopsie, car il s'agissait d'un cas d'acromégalie caractéristique, et l'on sait que dans cette maladie il y a presque toujours hypertrophie du corps

(1) Pana. Traité des maladies des yeux, t. I, p. 748.

pituitaire, hyperthrophie qui ici tenait lieu de cause comprimante.

Dans l'autre observation (obs. II), nous avons le contrôle de l'autopsie : le malade avait été observé à diverses reprises et toutes les fois on avait constaté une hémianopsie temporale bi-latérale, une baisse de l'acuité visuelle avec aussi un léger degré d'atrophie optique. Le diagnostic de compression à la partie antérieure du chiasma avait été porté ; l'autopsie montre qu'on avait affaire à une destruction complète de la partie médiane de celui-ci par un anévrysme.

Tous ces faits parlent suffisamment par eux-mêmes et ne peuvent laisser de doute sur la valeur du symptôme hémianopsie bi-temporale dans les tumeurs intéressant le chiasma.

Beaucoup plus rare est l'hémianopsie temporale siégeant d'un seul côté, mais quand elle existe elle n'en a pas moins la même valeur que lorsqu'elle est double au point de vue symptomatologique. Elle fait seulement supposer que la tumeur est plus étendue et atteint une plus grande partie des fibres du chiasma ; dans ces cas, il doit y avoir amaurose à peu près complète dans l'autre œil, on comprendrait difficilement qu'il pût en être autrement. Le malade de M. Bouveret (Obs. VI) présentait ces diverses particularités, on trouva à l'autopsie un vaste kyste qui comprimait le chiasma en passant au-dessus de lui.

Il nous reste à parler de quelques autres variétés d'hémianopsie qui auraient été signalées dans les lésions chiasmatiques.

Et d'abord pareilles lésions peuvent-elles donner une hémianopsie hétéronyme nasale? Oui, sans doute, comme nous l'avons vu en étudiant la physiologie pathologique. Mais, pratiquement, cette variété est extrêmement rare : à peine en trouve-t-on une douzaine de cas signalés dans les auteurs (Mandelstamm, de Græfe, Mooren, Schmidt, Knapp, Daa, Schüle, etc.) et encore dans plusieurs d'entre eux il s'agissait plutôt de scotomes que de véritables hémianopsies. De la lecture des observations résulte que cette variété d'hémianopsie se développe toujours progressivement et non pas brusquement, qu'elle s'accompagne d'un rétrécissement marqué du champ visuel et d'une baisse très notable de l'acuité avec tendance à l'amaurose complète.

A peu près toujours existaient des lésions papillaires aboutissant à l'atrophie.

Il ne parait pas douteux que, dans tous ces cas, il ne s'agisse de lésions siégeant à la base et aux environs du chiasma; il semble pourtant qu'on ait eu plus souvent affaire à des lésions névritiques (méningites, dégénérescences athéromateuses) qu'à des tumeurs proprement dites.

Quoi qu'il en soit les examens anatomiques sont trop rares pour qu'on puisse en déduire des notions générales. Le cas le plus connu est celui de Knapp (1) dans lequel on trouva une altération des deux angles latéraux du chiasma par anévrysme double développé aux dépens des artères cérébrales antérieures.

Enfin on est encore moins fixé sur la valeur des

(1) Loc. cit.

hémianopsies supérieure et inférieure; il s'agit alors de scotomes beaucoup plus que d'hémianopsies réelles.

Pour Panas les causes en seraient presque toujours dans des névrites optiques rétrobulbaires partielles. Il semble toutefois d'après une observation d'Achman rapportée plus loin (obs. IV) que dans des cas analogues le chiasma puisse être intéressé. Son malade, en effet, avait présenté un scotome placé juste au-dessus du point de fixation et ayant apparu dans l'œil droit d'abord, dans l'œil gauche ensuite.

A l'autopsie on trouva une tumeur grosse comme un œuf de poule et qui occupait la région du chiasma.

Nous arrivons maintenant au second groupe des signes fonctionnels fournis par les lésions des fibres visuelles, nous voulons parler des amblyopies et des amauroses. Ces cas, comme nous le verrons plus loin, s'accompagnent presque toujours d'un certain degré de névrite ou d'atrophie, mais les signes ophtalmoscopiques ne sont pas le fait primitif, les lésions fonctionnelles priment les lésions objectives.

Il est extrêmement rare que l'amaurose se déclare d'emblée complète, et nous n'avons pu recueillir d'observations où ce fait soit nettement signalé; mais on voit assez souvent une baisse progressive de l'acuité visuelle aboutissant rapidement à la cécité, c'est ce qui s'est produit en particulier pour notre malade (obs. VII), où trois mois après le début de l'amblyopie il subsistait à peine une vague perception de la lumière solaire. Dans les autres observations on signale également la rapidité progressive de l'amblyopie.

Parfois celle-ci débute par de l'hémianopsie temporale plus ou moins atypique, les scotomes s'agrandissent et bientôt le champ visuel tout entier est envahi.

Dans la plupart des cas les deux yeux ne sont pas touchés en même temps, l'amblyopie de l'un précède l'amblyopie de l'autre, qui du reste ne tarde pas à être atteint à son tour, si déjà il ne présente pas un certain degré de rétrécissement du champ visuel ; il faut admettre dans ces cas qu'une portion du chiasma est lésée avant l'autre. Dans l'observation d'Arcoleo nous lisons que la fonction visuelle éteinte dans l'œil droit est légèrement diminuée à gauche ; dans celle de Leclerc elle n'était que de 1/10 à droite, alors que l'œil gauche avait encore une acuité de 1/3 ; à un second examen pratiqué quelque temps après le malade était presque aveugle.

Il faut signaler pourtant que dans quelques cas l'acuité était demeurée bonne malgré l'envahissement du chiasma par la tumeur, tel le cas rapporté par de Græfe (1) où l'on trouva l'entrecroisement optique faisant tellement corps avec la néoplasie que Wirchow, qui pratiqua l'examen histologique, ne trouva que des fibres éparpillées çà et là à travers elle. Des faits analogues ne sauraient infirmer la règle, à savoir qu'une tumeur intra ou péri-chias-

(1) Arch., XII 2 p. 100.

matique mène rapidement à l'amblyopie et à l'amaurose. Ils prouvent simplement que parfois, la compression étant peu intense, nulle dégénérescence ne se produit et la conductibilité visuelle n'en souffre pas davantage. Il s'agit donc, comme dans l'observation de Græfe, d'un éparpillement plutôt que d'une compression véritable.

On ne signale pas de troubles chromatiques dans les amblyopies progressives par lésions du chiasma sans doute parce qu'on les a peu recherchés; ceux-ci du reste peuvent se confondre avec la diminution du sens des couleurs qui se rencontre fréquemment, comme on le sait, dans les atrophies optiques et on a vu d'autre part que ces troubles peuvent exister dans les hémianopsies hétéronymes (obs. I).

(*b*) *Symptômes objectifs*. — Voyons maintenant les troubles objectifs que permet de constater l'examen ophtalmoscopique :

Et d'abord ces troubles existent-ils dans les cas d'hémianopsie dont nous avons parlé plus haut ? Oui, sans doute, mais habituellement à un degré très faible, parfois même ils sont totalement absents au début et n'apparaissent qu'à une période déjà avancée de la maladie, comme dans le cas de Weir-Mitchell (obs. II). Il s'agit toujours d'un léger degré de névrite évoluant vers l'atrophie ou bien d'un léger degré d'atrophie sans névrite préalable. Ce sont du reste les mêmes lésions, mais moins accentuées que dans les amblyopies et les amauroses, et on ne peut guère les séparer dans une étude d'ensemble.

Il semblerait qu'une amaurose par tumeur du

chiasma dût toujours se compliquer de signes ophtalmoscopiques, mais pas plus que dans l'hémianopsie hétéronyme cette condition n'est nécessaire. Le cas de Pana est des plus démonstratifs à cet égard (obs. IX), la cécité était absolument complète, pas un seul phosphène ne survivait chez le malade et pourtant le fond d'œil apparaissait normal avec peut-être « une légère turgescence dans les vaisseaux de la rétine ». L'autopsie révéla la présence d'une tumeur fibreuse nettement développée aux dépens du chiasma. Des faits analogues, il est vrai, sont exceptionnels, mais toujours est-il que l'on peut considérer comme la règle que les troubles objectifs soient relativement minimes et hors de proportion avec les troubles fonctionnels. Le fait a de l'importance et mérite qu'on s'y arrête. Bernhardt (1) y a tout particulièrement insisté et fait remarquer qu'il en est tout autrement lorsqu'il s'agit de tumeurs cérébrales proprement dites siégeant ailleurs qu'aux environs du chiasma; dans ces cas en effet les lésions objectives sont considérables, il s'agit la plupart du temps de nevro-rétinites intenses, de véritables étranglements papillaires.

Toutes différentes sont les lésions du fond de l'œil lorsque le chiasma est en cause : chez notre malade aveugle complètement (Obs. VII) l'ophtalmoscope ne révélait qu'une névro-rétinite de moyenne intensité tout à fait conciliable avec un degré de vision si non bon, du moins suffisant pour les occupations les plus habituelles de la vie. Dans le cas de Schott (Obs. XII), où l'amaurose était déjà com-

(1) Loc. cit.

plète, on ne constatait sept jours avant la mort qu'un état simplement flou de la papille, des artères et des veines larges sur la papille, tortueuses sur la rétine; il s'agissait d'un glio-sarcome ayant envahi le chiasma. L'observation de Surmont (Obs. X) relate l'histoire d'une malade acromégalique dont l'acuité était tellement diminuée qu'elle avait de la peine à se conduire; on ne constatait à l'ophtalmoscope qu'un léger degré de névrite avec stase.

Enfin, dans l'obs. VII, due à M. Leclerc, le malade atteint de tumeur du corps pituitaire et examiné à la clinique ophtalmologique était déclaré n'ayant rien ou à peu près rien d'anormal au fond de l'œil alors que pourtant son acuité était déjà réduite à 1/10 d'un côté et à 1/3 de l'autre : cette particularité avait frappé M. Leclerc et dans une note insérée dans la Revue de Médecine [1] il insista sur son importance.

On pourrait ainsi, sans plus de fruits, multiplier les exemples : tous servent à démontrer que lorsque le chiasma est atteint par une tumeur, les signes objectifs ne sont jamais en rapport de gravité apparente avec les signes subjectifs et fonctionnels. Hâtons-nous de dire pourtant que, pour avoir une valeur réelle, cette constatation devra être faite à une période de la maladie qui ne soit pas encore trop avancée; plus tard, il est évident qu'une atrophie aura parfois eu le temps de se déclarer et de devenir suffisamment nette pour expliquer à elle seule les phénomènes amblyopiques ou amaurotiques.

(1) Loc. cit.

L'atrophie papillaire toutefois n'est pas toujours consécutive à la névrite optique dans les divers cas de compression du chiasma; elle est souvent primitive et s'installe avant toute autre lésion ophtalmoscopique; au même titre que les signes précédents elle mérite sous cette forme d'être mise en évidence. On peut s'expliquer ces cas en attribuant le rôle exclusif de l'atrophie à la compression qui intercepterait l'afflux du sang artériel, encore faut-il que cette compression persiste assez longtemps, sans quoi, comme Türck l'a démontré, la conductibilité nerveuse peut se rétablir sans qu'il y ait eu le temps de se produire une atrophie descendante du côté des globes oculaires. Or cette persistance de la cause, n'est-ce pas là par excellence le fait des tumeurs? Türck [1] citait le cas où un néoplasme parti de la base du crâne soulève les nerfs optiques et le chiasma et de ce fait tend comme sur un archet les vaisseaux passant au-dessus du nerf optique lui-même. Mais pas n'est besoin d'un processus ainsi bien défini et bon nombre d'observations signalent l'atrophie blanche primitive par le fait d'une compression chiasmatique sans qu'on puisse localiser bien exactement le lieu de cette compression.

Au point de vue clinique il faut remarquer que dans ce genre d'atrophie la diminution de l'acuité va généralement d'une façon lente et progressive, moins vite par conséquent que dans l'atrophie post-névritique. En outre, « dans l'atrophie simple, dit de

(1) Türck, Zeitschr Wiener Aerzte, VIII, 2, p. 209, 1852.

Wecker (1), si fréquemment due à la compression des nerfs ou du chiasma, nous trouvons des champs visuels qui ont quelque analogie avec ceux des glaucomateux. C'est-à-dire il se rencontre souvent des altérations par secteurs du champ visuel, mais avec conservation de toutes les couleurs, quoique celles-ci puissent présenter une réduction dans l'étendue de leur champ respectif. »

Pareille lésion se montre dans notre obs. IV où sont signalées à la fois une hémianopsie par secteurs et une double atrophie papillaire. Dans l'obs. VII, on parle aussi d'emblée d'une atrophie papillaire d'un côté, en voie d'évoluer de l'autre côté; dans l'obs. I on signale une double atrophie à peu près complète avec réduction notable du champ des couleurs. Enfin c'est encore une atrophie double que l'on note dans l'obs. V.

Sans doute, faute d'avoir pu être observés à temps, bien des cas d'atrophies blanches dites primitives doivent être rapportés à des névrites optiques passées inaperçues au début. Mais il n'en est pas moins vrai que dans nombre de faits, la confusion n'était pas possible et que l'atrophie papillaire primitive doit être, comme nous l'avons dit, mise au rang des symptômes principaux de lésion du chiasma.

Qu'il nous soit permis de rappeler ici, en passant, l'opinion de M. Berger (2) qui attribue à des compressions au niveau du chiasma par vice de développement des os du crâne, et particulièrement du corps

(1) De Wecker et Landolt, Tr. d'Opht., t. IV, p. 581.
(2) Loc. cit.

du sphénoïde, les cas d'atrophie optique congénitale et ceux dans lesquels celle-ci ne se révèle qu'entre 16 et 23 ans, à l'époque précisément où le sphénoïde achèverait son accroissement.

2° Autres symptômes oculaires

Nous classons sous ce chef divers symptômes liés à la lésion chiasmatique et qui peuvent se ramener à deux groupes : l'état de la pupille et l'état de la statique oculaire. Le premier mérite de figurer parmi les signes de premier ordre, le second, comme nous le verrons, a une importance beaucoup plus secondaire.

(*a*) *Etat de la pupille.* — Nous n'avons pas à revenir sur les voies suivies par le reflexe pupillaire. L'arc peut ainsi être schématisé : voie centripète fournie par le nerf optique, le chiasma et la bandelette optique, centre d'élaboration au niveau de l'habenula (Mendel), voie centrifuge aux dépens du moteur oculaire commun d'une part, du sympathique de l'autre.

Il est évident que toute cause d'interception de la voie centripète ou centrifuge pourra soit diminuer soit supprimer le réflexe. Les tumeurs siégeant au niveau du chiasma sont capables d'agir de ces deux façons ; mais c'est surtout en supprimant la voie afférente qu'elles révèleront le plus souvent leur action sur la pupille. Pour atteindre en effet le nerf oculo-moteur il faut déjà que la tumeur ait pris une certaine extension et comme nous le verrons, ce n'est pas là le fait le plus habituel.

Que le réflexe soit totalement aboli, surtout à la période où il n'y a encore qu'un degré limité d'amblyopie, c'est là un fait rare, mais ce qui est fréquent c'est la lenteur même de ce réflexe dans les cas habituels : la pupille devient paresseuse. On a cité quelques observations où, malgré une interruption des voies centripètes apparemment complète, la pupille réagissait d'une façon à peu près normale ([1]), mais ce ne sont là que des exceptions prouvant tout simplement que les fibres nerveuses qui sont affectées au réflexe pupillaire sont plus réfractaires aux processus pathologiques diffus (E. Berger), ou plutôt, croyons-nous, que la localisation morbide siégeait surtout en dehors du trajet de ces fibres qu'elle ne touchait pas.

La pupille en outre, qui déjà réagit mal à la lumière se tient à l'état de repos soit dilatée soit contractée. Sans qu'on puisse tirer de l'une ou l'autre de ces façons d'être une règle absolue, on peut dire pourtant que la dilatation est surtout le fait de l'interruption du réflexe par lésion de la voie centripète, du chiasma par conséquent dans un certain nombre de cas ; c'est en effet ce que nous constatons dans bon nombre d'observations, en particulier dans les obs. IV et VIII où nous lisons que les pupilles sont dilatées et immobiles ou du moins d'une immobilité relative.

Dans notre observation personnelle, les pupilles ont toujours été largement dilatées et absolument

(1) Heddeus, arch. für Augenheilkunde, XX, Bd., H. 1

immobiles au point que jamais on n'eut besoin d'avoir recours à l'atropine pour explorer le fond d'œil et le faire explorer même par des débutants.

Une dilatation médiocre ou même un certain degré de myosis serait au contraire plutôt le fait d'une interruption du réflexe dans sa voie centrifuge, une tumeur pouvant, du moins au début, produire l'excitation du nerf moteur oculaire commun, quitte à le paralyser dans la suite : c'est un fait analogue que nous relevons dans l'observation XI, où l'on signale d'un côté une dilatation normale, de l'autre côté une légère mydriase avec un réflexe pupillaire aboli dans les deux yeux. Il faut remarquer qu'ici le malade était à peu près aveugle et aurait dû, en cons quence, avoir une dilatation pupillaire beaucoup plus considérable, n'était-ce qu'il se fut agi sans doute d'une excitation du moteur oculaire par la tumeur pituitaire qu'on trouva à l'autopsie.

Nous donnons ce fait pour ce qu'il vaut, il nous a paru digne d'être signalé, mais nous répétons qu'il ne faut pas lui attribuer une importance trop grande, nos observations étant trop peu nombreuses pour être concluantes.

On sait que les fibres conductrices du réflexe, passant surtout à la partie externe du chiasma, une tumeur peut siéger à la partie médiane sans pourtant donner lieu à des signes pupillaires spéciaux, voici pourquoi sans doute dans l'observation III et surtout dans celle si complète de Weir-Mitchell (obs. II), où le chiasma était complètement détruit à sa partie médiane, aucun trouble de la pupille n'est signalé. Ces cas toutefois sont l'exception et le signe pupillaire conserve sa valeur pour le diagnostic des tumeurs atteignant le chiasma.

Son importance est capitale pour éliminer les cas d'hystérie, comme nous le verrons en parlant du diagnostic ; elle n'est pas moindre pour éliminer les cécités d'origine corticale où, la lésion siégeant au-dessus de l'habénula, il peut continuer à se produire normalement.

Signalons un dernier point avant de quitter ce qui a trait au réflexe pupillaire ; on sait qu'en éclairant la rétine d'un œil, il se produit un rétrécissement de la pupille de l'autre côté ; c'est là ce qu'on appelle la réaction consensuelle. Cette réaction est supprimée ou diminuée dans les tumeurs du chiasma, mais elle n'apporte pas une preuve de plus à la localisation de la tumeur à ce niveau, car on comprend aisément que le même phénomène se produit si l'interruption de conductibilité siège en avant sur le nerf optique ou en arrière sur les bandelettes.

b) Statique oculaire. — Voyons maintenant si l'état de la *statique oculaire* pourra nous donner quelques renseignements sur la localisation morbide.

Il est évident qu'en raison de leur situation anatomique, les nerfs moteurs de l'œil devront souvent être lésés dans une tumeur atteignant le chiasma. Il en résulte des paralysies oculaires plus ou moins complètes ; le moteur oculaire commun est le plus souvent compromis, puis viennent le moteur externe et le pathétique. Rappelons que, dans ces cas, la paralysie est à la fois intrinsèque et extrinsèque, mais on peut observer la même chose dans la paralysie d'origine centrale. Ce symptôme n'a donc de valeur réelle qu'autant qu'il est associé à d'autres signes tels que hémianopsie hétéronyme, névrite optique sans rapport de gravité avec l'amaurose, paresse du réflexe pupillaire.

Ce qui frappe, à la lecture des diverses observations où l'autopsie révéla une tumeur au niveau du chiasma, c'est plutôt la rareté que la fréquence de ces paralysies oculaires. La plupart de nos observations n'en font même pas mention. Dans l'une d'elles (Obs. IV), on signale simplement une diminution de la motilité des yeux, dans une autre (Obs. I), seulement « des traces d'une ancienne paralysie de la troisième paire » siégeant uniquement du côté droit. Il est vrai que dans l'observation de Leclerc (Obs. VIII), mais exclusivement dans celle-là, il existait une paralysie double, complète et totale des muscles moteurs ; c'est le seul cas où une ophtalmoplégie aussi absolue ait été signalée et l'auteur veut voir dans la bi-latéralité des lésions un signe de tumeur du corps pituitaire, mais toujours faut-il admettre que ce signe fait bien souvent défaut si tant est que sa valeur soit réelle.

Quoi qu'il en soit, on peut dire d'une façon générale qu'une paralysie oculaire, soit simple, soit double, coïncidant avec les signes cités plus haut et ne s'accompagnant pas de troubles de la sensibilité ou de la motilité sur le reste du corps est un argument de plus en faveur de la localisation chiasmatique d'une tumeur.

En dehors des paralysies oculaires on peut encore observer de l'*exophtalmie* mais ce signe nous paraît sans grande valeur, car c'est surtout là un symptôme de tumeur du nerf optique et non pas du chiasma. Dans sa thèse, en effet, Jocqs [1] a trouvé que l'exophtalmie existait 56 fois sur 62 cas de tumeurs développées aux dépens du nerf optique. Il faut donc admettre que lorsqu'une néoplasie chiasmatique s'accompagne d'exophtalmie c'est que le nerf optique est plus ou moins intéressé lui-même dans le processus pathologique.

Dans l'observation de Ritterich [2] la tumeur siégeait surtout autour du nerf optique et n'atteignait qu'accessoirement le chiasma.

Il en est de même du cas de V. Græfe [3], où on trouva « le chiasma et les deux nerfs optiques intracrâniens perdus dans une grosse tumeur ». Le cas de Leclerc (obs. VIII) semble faire exception puisqu'on ne signale pas que le nerf optique fut directement intéressé, mais on remarquera qu'ici il y avait une ophtalmoplégie double complète suffisante pour expliquer, en raison du manque absolu de tonicité musculaire, la protrusion des deux globes oculaires ; à strictement parler la tumeur n'était pas immédiatement en cause.

(1) Les tumeurs du nerf optique. Th. de Paris, 1887.
(2) Loc. cit.
(3) Loc. cit.

3. Signes fournis par les fibres non visuelles du chiasma.

On sait que l'on admet généralement à l'heure actuelle que la commissure de Gudden, selon les idées de Monakow, est sous la dépendance du système auditif. Il semblerait donc vraisemblable *à priori* qu'une tumeur détruisant cette commissure s'accompagnât de troubles divers du côté de l'ouïe. Nous avons vainement cherché à relever pareille complication dans les diverses observations que nous avons pu parcourir : la plupart sont muettes sur ce sujet, les autres signalent l'intégrité de l'appareil auditif. Dans celle due à Weir-Mitchell où le chiasma était complètement coupé à sa partie médiane et où on parait avoir recherché minutieusrment l'état de l'ouïe il est dit à plusieurs reprises que celle-ci est intacte, il n'y avait pas de bourdonnements d'oreille, pas de vertiges, la station debout était normale, que les yeux soient ouverts ou fermés.

La malade dont nous avons rapporte l'histoire avait une acuité auditive presque supérieure à la normale, elle reconnaissait les personnes du service à leur seule façon de parler, même de marcher et cela de très loin.

Les faits cliniques paraissent donc démontrer que la suppression fonctionnelle de la commissure de Gudden n'altère en rien les fonctions auditives, mais les matériaux manquent pour édifier une opinion solide. Peut-être une observation attentive permettrait-elle de déceler quelques phénomènes passés jusqu'alors inaperçus, et nous tenions simplement à signaler la possibilité du fait sans rien préjuger de son importance, ce qui serait prématuré.

4. Compressions de voisinage.

Les compressions que peut produire une tumeur chiasmatique par voisinage sont essentiellement variables, elles sont du reste communes aux autres affections de la base du crâne et nous n'y insisterons pas. Leur appoint toutefois peut être précieux quand il s'agit de localiser plus exactement le siège d'une tumeur; et de plus, lorsqu'on les voit apparaître au cours d'une affection évoluant aux environs du chiasma, elles peuvent servir de guide utile pour indiquer dans quelle direction s'étend le processus morbide.

Nous avons déjà parlé des compressions sur les nerfs moteurs oculaires, les plus fréquentes. A côté d'elles il faut placer les compressions du nerf olfactif pouvant se compliquer d'anosmie, auquel cas il faut penser à une extension de la tumeur en avant du chiasma du côté des lobes frontaux : chez la malade de M. Bouveret (obs. VI) où, pendant la vie, l'olfaction était abolie complètement à droite et presque complètement à gauche, l'autopsie révéla que le kyste dont il s'agissait passait en effet en avant du chiasma en réunissant les deux lobes frontaux. Dans le cas de M. Leclerc (obs. VIII) il y eut, quelque temps avant la mort, une anosmie incomplète expliquée par l'envahissement de la tumeur à la partie supérieure des fosses nasales. Enfin, dans le cas de Kœnig (obs. V), il existait également de l'anosmie. Les autres observations ne signalent pas de troubles olfactifs et on s'accorde à dire que ces troubles sont relativement rares dans les processus qui envahissent le chiasma, c'est ainsi que Auché [1] ne les signalait qu'une seule fois dans les cas de tumeur de la glande pituitaire.

La compression du trijumeau ou de l'une de ses branches est encore plus rare. Suivant son degré, elle se traduit par des névralgies ou de l'anesthésie, parfois par de l'anesthésie douloureuse dans le territoire atteint. Dans l'observation VIII, on a noté de l'anesthésie de la cornée, des picotements au niveau de la pommette droite avec un peu d'hypéresthésie.

Enfin, on comprend aisément quelle multiplicité de symptômes peuvent produire les compressions nerveuses lorsque la tumeur progresse largement dans la région de la base, mais ce sont là des symptômes communs à toutes les tumeurs encéphaliques situées dans cette même région de la base.

5° Symptômes généraux

Les symptômes généraux auxquels peut donner lieu une tumeur intéressant le chiasma sont multiples et aussi variés que ceux pouvant être fournis par une tumeur encéphalique quelconque, céphalée, vomissements, vertiges, parfois mais bien rarement convulsions, délire, etc...

La céphalée surtout, mis à part les cas d'acromégalie se rencontre dans presque toutes les observations ; elle

(1) Loc. cit.

semble revêtir généralement un degré d'acuité extrême et être, avec les troubles oculaires, un des premiers symptômes accusés par les malades. La douleur généralement constante a des redoublements paroxystiques extrêmement pénibles avec, souvent, irradiation accusée surtout du côté de la partie antérieure de la tête. Mais tous ces phénomènes n'ont absolument rien de caractéristique et ne peuvent qu'aider au diagnostic général de tumeur de la base.

Que si, d'après les symptômes généraux, on essaie de tenter une localisation plus précise que celle de tumeur de la base, on se heurte à des difficultés qui nous paraissent considérables et à peu près insolubles, aussi n'insisterons-nous pas davantage sur ces divers symptômes.

CHAPITRE IV

Diagnostic

Au début, alors que les autres signes seront encore latents ou difficiles à déterminer, l'apparition d'une hémianopsie latérale hétéronyme pourra être considérée comme caractéristique d'une lésion du chiasma. L'hystérie pourtant a été invoquée et on sait à combien de discussions a donné lieu l'hémianopsie hystérique (1).

Sans nous arrêter à l'hémianopsie latérale homonyme qui ne fait pas partie, à l'état pur du moins, de la symptomatologie des lésions chiasmatiques, voyons si on peut, d'une façon sûre, attribuer à l'hystérie les quelques cas signalés d'hémianopsie latérale hétéronyme. Galezowski, Rosenthal, de Wecker, dans les exemples qu'ils rapportent, ne donnent pas de preuves concluantes. Une observation plus récente et très curieuse de P. Janet, parue dans la Revue de Neurologie (2), est fort documentée, nous nous y arrêterons longuement.

(1) V. en particulier : Zvynos, amblyopie et amaurose hystérique, 1873.
Belloùard. De l'hémianopsie. Paris, 1880.
Charcot. Leçons du mardi, I, 88.
Pitres. Leçons sur l'hystérie, 1891.
P. Janet. Stigmates mentaux des hystériques, 1893.
Dejérine et Vialet. Société de Biologie, 1894.

(2) Rev. Neurol., 1895, p. 337.

La malade de M. P. Janet était une hystérique incontestable et avait déjà fait l'objet de plusieurs publications de l'auteur. Un jour elle vint se plaindre spontanément de ne plus voir que la *moitié gauche des objets*. On examine son champ visuel s'attendant à trouver de l'hémianopsie latérale droite, mais, chose singulière, on trouve de l'hémianopsie nasale hétéronyme, c'est-à-dire la forme d'hémianopsie que nous avons vu être symptomatique des lésions latérales doubles du chiasma.

A propos de cette malade, M. Janet se livre à une étude psychologique extrêmement intéressante. La sensibilité tactile et musculaire, l'ouïe, le goût, l'odorat étaient abolis du côté droit ; antérieurement elle avait eu de l'hémidiplopie monoculaire, de l'hémimacropsie, de l'hémimicropsie, toujours à droite. Elle s'apitoyait elle-même et s'était « fait une théorie sur les malheurs de ce côté droit ». « C'est le côté mauvais, le côté malheureux, disait-elle. » Puis elle avait fini par rapporter aux objets eux-mêmes les troubles *subjectifs* : elle trouvait que son piano était mauvais du côté droit, puis que les objets étaient *invisibles* dans leur moitié droite. Voilà pourquoi elle s'était présentée avec les troubles fonctionnels de l'hémianopsie latérale droite homonyme.

Mais pourquoi à l'examen trouve-t-on de l'hémianopsie nasale hétéronyme ? M. P. Janet l'explique aisément. Il fait constater d'abord que la malade en question n'avait pas la vision binoculaire et cela par suite de troubles de l'accomodation et probablement de la réfraction (myopie antérieure).

Or ceci nous explique pourquoi, avec une hémianopsie bi-nasale constatée au périmètre, elle présentait les troubles fonctionnels de l'hémianopsie latérale homonyme, mais ne nous fait pas encore entrevoir pourquoi la malade a fait de l'hémianopsie gauche avec son œil droit. C'est, dit M. Janet, par suite d'un raisonnement sub-conscient : « Si l'œil gauche ne voit que le côté gauche des objets, l'œil droit ne doit voir que le côté droit des objets. »

En résumé, la malade de M. Janet s'est d'abord persuadée qu'elle ne devait voir que la moitié des objets, puis lorqu'on a examiné successivement chacun des yeux elle s'est dit : puisque mon œil gauche ne voit que la moitié gauche des objets, mon œil droit ne doit en voir que la moitié droite. De là la discordance entre les troubles fonctionnels accusés et l'examen au campimètre.

Il y a quelques années seulement cette discordance aurait été considérée comme une preuve irrécusable de la simulation. Un sujet quelconque qui voudrait simuler l'hémianopsie et n'aurait aucune connaissance sur le mécanisme de la vision ferait sans doute le même raisonnement que celui que M. Janet prête à sa malade et aboutirait à la même conclusion. Seulement, au lieu de le faire d'une façon inconsciente et sans but comme l'hystérique en question, il le ferait d'une façon absolument consciente et dans le but de tromper son observateur. Mais alors qui nous dit que cette malade n'a pas voulu tromper M. Janet ? Quel critérium aurons-nous pour savoir si le raisonnement a été sub-conscient et sans but ou bien parfaitement conscient et avec un but ? Il y a là une difficulté insurmontable qui, croyons-nous, rendra bien difficile encore pour longtemps, sinon pour toujours, les études psychologiques basées sur l'hystérie.

Si nous nous sommes arrêté un peu longuement sur ce cas, c'est qu'en effet il reproduit un trait essentiel de la symptomatologie des lésions du chiasma. Dans ce cas, en particulier, une erreur de diagnostic était impossible : l'évolution des accidents, la coexistence de stigmates et de phénomènes nettement hystériques, la guérison par la suggestion....., rendent le diagnostic indiscutable. Mais si cette forme d'hémianopsie existait réellement, ce dont, pour notre part, nous doutons fortement, si elle coexistait avec ces symptômes pseudo-méningitiques dont après nombre d'auteurs nous avons rapporté des exemples (1) le diagnostic serait sans doute des plus difficiles.

Voici donc éliminées les hémianopsies hétéronymes hystériques. On trouve en outre quelques cas où il semble qu'une tumeur chiasmatique n'ait pas été en jeu pour expliquer l'apparition de cette variété d'hémianopsie. C'est ainsi qu'Abelsdorff (2) signale à la suite d'une névrite optique retro-bulbaire double une hémianopsie latérale bi-temporale, en outre, il parle d'un autre cas où il se produisit d'abord une

(1) Jacqueau. Un cas de grande hystérie avec phénomènes pseudo-méningitiques, Lyon Médical, 9 février 1896.

(2) G. Abelsdorff. Zur Klinischen Bedeuntung bi-temporaler Gesichtsfelddefecte. Arch. für Augenh. t. XXXI, 2, p. 150-157, 1895.

atrophie tabétique simple, et où on constata ensuite des lacunes bi-temporales symétriques des champs visuels.

Abelsdorff ramène ces défauts périmétriques à une disposition spéciale des nerfs optiques à subir des affections symétriques de leurs faisceaux. Mais si l'on veut bien remarquer que cette explication est tout à fait hypothétique, que d'autre part les faits rapportés n'ont pas pour eux le contrôle de l'autopsie, on ne pourra leur attribuer une bien grande valeur, et jusqu'à nouvelles données, nous persistons à croire qu'une hémianopsie bi-temporale bien constatée, peut seule relever d'une lésion du chiasma.

Nous devons pourtant encore signaler l'observation toute récente de Salis [1]. Cet auteur relate un cas d'hémianopsie temporale monoculaire et temporaire produite par une intoxication cocaïnique. L'attaque bien observée (c'est un médecin qui la subissait) dura trois heures et demie; il n'y eut ni céphalée ni scintillement, on ne saurait donc penser à un accès de migraine ophtalmique.

Quoi qu'il en soit, dans ce cas particulier, le diagnostic avec la lésion chiasmatique n'était pas à faire en raison de la brièveté même du phénomène.

A cette période de début, le seul diagnostic à faire serait donc celui de la nature même de la lésion. Mais dans la plupart des cas il sera hérissé de telles difficultés qu'il ne faudra guère compter arriver qu'à des probabilités. Essayons pourtant de schématiser en quelque sorte les raisons qui pourront faire

(1) Salis, Ann. d'oculist. TCXV, avril, 1896.

pencher pour telle ou telle ***localisation primitive*** de la tumeur.

1° Tumeur du chiasma proprement dit : Baisse de l'acuité visuelle rapide, paresse ou suppression du réflexe pupillaire constatée à une période moins avancée de la maladie, défaut de paralysie des nerfs moteurs oculaires.

2° Tumeurs du sinus sphénoïdal : Pas d'hémianopsie habituelle, mais amblyopie lentement progressive, et se développant indépendamment des deux côtés. Coexistance d'autres symptômes liés à l'affection du sinus en dehors des symptômes oculaires.

3° Tumeur de la glande pituaire : Amblyopie double s'accompagnant ou non d'hémianopsie hétéronyme et aboutissant rapidement à l'amaurose. Paralysies oculaires doubles et plus ou moins complètes.

4° Acromégalie : mêmes signes oculaires avec pourtant amaurose moins rapide et paralysies plus rares. Les signes squelettiques enlèvent toute hésitation au diagnostic.

5° Tumeurs anévrysmatiques : il est possible que l'auscultation oculaire puisse mettre sur la voie du diagnostic. Les symptômes visuels seront des plus variables.

6° Tumeurs cérébrales périchiasmatiques : Prédominance de certains signes communs aux tumeurs cérébrales, vomissements, état mental plus ou moins modifié.

Paralysies oculaires rares ou tardives. La pupille réagit pendant plus longtemps.

Ces divers signes, nous le répétons, sont loin d'avoir une valeur absolue, mais, une fois le diagnostic de tumeur intéressant le chiasma porté en bloc, ils pourront être de quelque utilité pour en déterminer le point de départ, soit au début, soit surtout à une période plus avancée de la maladie.

A cette période plus éloignée où déjà le processus néoformateur aura subi une extension plus considérable nous pourrons avoir diverses combinaisons hémianopsiques ou amblyopiques pouvant se concilier avec d'autres lésions que celles du chiasma; passons-les en revue.

1° *Hemianopsie d'un côté, amblyopie de l'autre.* — Pareille affection pourra être produite par une lésion de la moitié du chiasma et de la bandelette optique adjacente (hémianopsie temporale) ou de la bandelette opposée (hémianopsie nasale). Mais on peut avoir la même combinaison sans que le chiasma soit touché, en admettant une lésion siégeant d'une part sur le nerf optique du côté amblyope, d'autre part sur la bandelette optique soit du même côté soit du côté opposé. Or, dans ce dernier cas, d'autres signes viendront à l'appui du diagnostic. On pourra assez souvent constater un certain degré d'exophtalmie du côté amblyope, en outre les signes ophtalmoscopiques (névro-rétinite, atrophies, hémorragies rétiniennes) seront plus prononcés, l'amaurose complète plus totale. De plus toutes les causes ayant pu donner naissance à l'amblyopie seront à préciser dans la mesure du possible. On se rappellera enfin que, cliniquement, une localisation double aussi bien délimitée est d'une très grande rareté.

2° *Amblyopie double.* — Il n'entre pas dans notre cadre de faire le diagnostic de toutes les amblyopies ; nous voulons parler seulement de celles qui ont en réalité pour cause un substratum anatomique et non pas de celles qui relèvent d'une cause générale diathésique ou passagère. C'est ainsi que nous ne faisons que signaler les amblyopies hystériques, toxiques de toute nature, post-hémorrhagiques, consécutives aux maladies infectieuses, etc. Le diagnostic entre ces diverses amblyopies et celles dont nous nous occupons n'offre généralement pas de grandes difficultés en raison de leur étiologie même, des symptômes généraux concomitants et du manque de lésions objectives notables qui est à peu près la règle à l'examen ophtalmoscopique.

Ces faits mis à part, une amblyopie double pourra être produite, en dehors des affections du chiasma, par des lésions doubles siégeant au-dessus, soit dans les centres corticaux, soit dans les bandelettes, et par des lésions doubles siégeant au dessous dans le nerf optique.

a) Lésions doubles des centres corticaux. En dehors des symptômes généraux extra-oculaires il faudra attacher une grande importance au signe pupillaire. En effet lorsque la lésion siège au-dessus du centre du réflexe pupillaire (habenula) celui-ci est souvent conservé malgré une amblyopie très avancée et même une amaurose absolue; les cas d'amaurose urémique complète où l'on peut encore, comme on le sait, provoquer des contractions iriennes réflexes en sont une démonstration manifeste. Cette démonstration du reste a été poussée jusqu'à l'évidence par l'expérimentation physiologique qui a prouvé qu'on pouvait encore voir ces contractions après enlèvement des hémisphères chez des animaux, même des mammifères.

S'il s'agit d'hémianopsie d'origine basale on sait également, comme nous l'avons dit en parlant de la physiologie pathologique, que la réaction n'existera que du côté sensible de la rétine, tandis que si l'hémianopsie est d'origine corticale elle existera également sur la moitié de la rétine dont la fonction est abolie (Wernicke).

Un autre signe capable de faire éliminer les amauroses corticales est celui sur lequel Bernhardt [1] a attiré l'attention, et que M. Leclerc a propos de son observation a rappelé sous le nom de signe de Bernhardt. Bernhardt avait en vue seulement les tumeurs du corps pituitaire mais son signe est applicable à toutes les tumeurs intéressant le chiasma. Il fait remarquer qu'à la période de début des troubles fonctionnels de la vision on a dans les cas de tumeurs d'origine corticale une névro-rétinite intense, un étranglement papillaire souvent considérable avec une vision relativement bonne ; dans les cas au contraire de tumeurs du corps pituitaire, ou le chiasma est atteint, l'amaurose est d'emblée considérable alors que l'ophtalmoscope ne révèle que des lésions bien peu accentuées.

(1) Loc. cit.

Nous avons déjà suffisamment parlé de ce dernier symptôme pour ne pas avoir à y insister davantage. Joint aux signes papillaires il permettra donc d'éliminer les amauroses d'origine cortiale.

b) Lésion double des bandelettes et des tubercules quadrijumeaux. — Il doit être très rare de trouver une double lésion des bandelettes, mais de fait cela peut se présenter puisque la clinique en a fourni des exemples, tel le cas de James Russel (²). Ici le diagnostic serait plus difficile. Il faudrait surtout se baser sur les autres symptômes de lésions doubles qu'on rechercherait avec soin et sur les amamnestiques. Dans ces cas en effet, la cécité se composant en réalité de deux hémianopsies homonymes, les commémoratifs pourraient peut-être mettre sur la voie du diagnostic.

Signalons encore parmi les diagnostics d'exception celui de lésions intéressant les tubercules quadrijumeaux. Quelques observations en ont été publiées et Nothnagel (¹) qui les a groupées croit pouvoir conclure à une lésion analogue lorsqu'il y a amaurose, immobilité des pupilles, immobilité des bulbes oculaires et incertitude des mouvements de tout le corps.

c). Lésion double en deça du chiasma. — Celle-ci peut siéger dans la rétine ou les membranes de l'œil ; inutile de dire que dans ce cas l'ophtalmoscope lèvera tous les doutes.

Si la lésion siège au contraire plus en arrière, sur

(2) in Schmidt's Jahrb, 1887, p. 164.
(2) Nothnagel Qiemsen's Handb., t. XI, I, p. 147.

le nerf optique, il faudra en outre se baser sur d'autres symptômes : l'amaurose sera précoce, généralement très rapide, plus rapide encore que dans les lésions du chiasma et hors de proportion avec l'état du fond de l'œil, du moins au début. On constatera fréquemment à l'ophtalmoscope, outre les signes d'une névro-rétinite, de nombreuses apoplexies disséminées sur la rétine. Au bout d'un certain temps il se produira généralement un certain degré d'exophtalmie directe. Enfin, et c'est là un des signes capitaux, un des yeux sera frappé d'amaurose avant l'autre, il sera même assez fréquent de constater pendant longtemps une vision absolument intacte d'un côté. On ne saurait admettre, en effet, l'hypothèse presque invraisemblable d'une tumeur évoluant exactement à la même date sur l'un et l'autre nerf optique.

Nous nous en tiendrons là de nos considérations sur les tumeurs intéressant le chiasma, sans rien dire du traitement qui, comme bien on le pense, est illusoire en dehors du traitement symptomatique et palliatif. Il est possible toutefois que de rares cas puissent peut-être retirer quelque bénéfice d'une intervention sanglante. La chirurgie du sinus sphénoïdal est à l'ordre du jour et il n'est pas inadmissible que le bistouri puisse aller libérer le chiasma de la compression produite par une tumeur du sinus; ce sont là des faits qu'il n'entre pas dans notre cadre d'envisager.

CHAPITRE V

OBSERVATIONS

Nous rapportons ici un certain nombre d'observations dans lesquelles on a noté une tumeur intéressant le chiasma optique, une seule est personnelle, elle a été recueillie dans le service de M. le professeur Gayet. Nous avons choisi parmi les autres peu nombreuses du reste, et recueillies dans la littérature médicale, les cas les plus démonstratifs, ceux qui ont pour eux le contrôle de l'autopsie. Trois seulement ne s'appuient pas sur ce contrôle anatomique, nous avons cru néanmoins devoir les faire figurer brièvement en raison des symptômes cliniques sur lesquels ils se basent. Nous classons en première ligne les observations où l'hémianopsie a été notée, viennent ensuite celles où il s'agissait d'amblyopie à ses divers degrés.

OBSERVATION I

(Dr Debierre) (1)

Un cas d'acromégalie avec symptômes tabétiques et *hémianopsie temporale bilatérale*

Mlle M. C..., âgée de 28 ans se présente le 1er octobre 1890, se plaignant d'un abaissement progressif de la vue. A l'examen subjectif, nous constatons, en effet, qu'elle ne voit plus de l'œil droit les mouvements de la main qu'à un mètre de distance et à gauche qu'elle ne possède plus que 1/10 environ de la force visuelle normale. Le champ visuel pris au périmètre présente des deux côtés une *hémianopsie temporale très nette.*

A l'œil droit le sens des couleurs est tellement amoindri qu'aucune couleur n'est perçue normalement ; à l'œil gauche le rouge et le bleu sont perçus dans une étendue du champ visuel correspondant à celui du blanc.

De plus, à l'œil droit il existe des traces d'une ancienne paralysie de la troisième paire caractérisée par un léger ptosis de la paupière supérieure, du strabisme divergent peu accusé et une difficulté à tourner l'œil en dedans. A l'examen ophtalmoscopique, nous constatons une atrophie blanche, des papilles avec amincissement des vaisseaux centraux.

Ce qui frappe particulièrement chez cette jeune femme, c'est le développement exagéré de la face et des extrémités comparé aux autres parties du squelette : les mains sont larges, épaisses et comme œdématiées, les doigts gros, spatulés ; les ongles ont gardé leur dimension normale, mais paraissent plus petits par suite de l'augmentation de volume des doigts. Les pieds ont subi un développement analogue. A la face le nez et le maxillaire inférieur présentent un accroissement de volume très marqué.

(1) Dr Debierre, Revue d'ophtalmologie, 1891, p. 12.

La malade a parfaitement connaissance de cette augmentation de volume et elle nous raconte qu'autrefois elle avait une figure fine et des extrémités petites et délicates. Cet état actuel serait survenu progressivement et très lentement depuis six ans, époques à laquelle elle a vu ses règles se supprimer brusquement et sans motif. Depuis cette époque elle est sujette à des maux de tête fréquents, à des insomnies. Elle a souvent et sans cause des transpirations abondantes. Le moindre effort physique lui devient très fatiguant. Elle se plaint aussi quelquefois de palpitations du cœur sans que l'auscultation fasse reconnaître aucune lésion de cet organe. Le cou a son volume normal ; le corps thyroïde n'est pas hypertrophié.

C'est également il y a six ans qu'ont débuté les premiers accidents oculaires caractérisés par des accès de diplopie passagère qui ont cessé rapidement. Puis la vue de l'œil droit a baissé d'abord ; ensuite l'œil gauche s'est pris également mais beaucoup plus tard.

En poursuivant l'interrogatoire de la malade, on constate l'existence de douleurs fulgurantes nettement caractérisées dans les jambes et en ceinture. Elle a une grande difficulté à retenir ses urines et il lui arrive même quelquefois d'uriner sans s'en apercevoir.

Les réflexes patellaires sont exagérés. Les pupilles réagissent à la lumière et à l'accommodation. Aucun antécédent syphilitique.

L'auteur fait suivre cette observation des réflexions suivantes :

Nous nous trouvons donc en présence d'un cas mixte. Il existe manifestement une acromégalie très caractérisée, telle que l'a décrite P. Marie (développement exagéré de la face et des extrémités, transpirations fréquentes, palpitations, faiblesse, suppression absolue des règles.) Mais il existe aussi des accidents certains de tabes (paralysies fugaces des muscles oculaires, atrophie blanche des nerfs optiques, incontinence d'urine, douleurs fulgurantes).

L'hémianopsie temporale bilatérale ne peut s'expliquer par le tabes, car elle ne se montre jamais dans les cas simples de cette affection.

L'anatomie pathologique de l'acromégalie rend, au contraire, parfaitement compte de l'apparition de ce symptôme. On sait, en effet, que dans toutes les autopsies d'acromégalie qui ont pu être faites (il y en a sept en tout), on a trouvé un développement exagéré du corps pituitaire et un élargissement très marqué de la selle turcique.

La compression qui se produit par ce fait au niveau du chiasma du nerf optique peut très bien amener l'atrophie des faisceaux nerveux qui se rendent aux deux moitiés internes de la rétine.

Cette lésion du champ visuel n'a été signalée qu'une fois dans un cas observé par Schultz où il existait concurremment une atrophie papillaire, mais sans complications d'accidents tabétiques.

OBSERVATION II
(Weir-Mitchell) (1)

Anévrysme d'une artère anormale ayant causé une division antéro-postérieure du chiasma et produisant une hémianopsie bitemporale.

Homme âgé de 43 ans, manufacturier, va consulter en mai 1886. C'est un homme grand, d'aspect robuste sans grave maladie apparente. Vers trente ans, il fut atteint d'hémorroïdes qui parfois saignaient abondamment. Toutes les fonctions, digestive, sécrétoire et génitale paraissent en ex-

(1) Weir-Mitchell. — Journ. of ner. and ment. diseases. N. Y., 1889. Traduction personnelle.

cellent état. Depuis quelque temps il se sent fatigué après un travail pénible ; ses bras et ses jambes s'engourdissent pendant son sommeil ou même à l'état de veille lorsqu'ils sont comprimés ou en mauvaise position. Depuis un an et peu à peu sont apparues des douleurs dans la région du vertex, s'irradiant parfois à l'une des tempes ou aux deux à la fois. Le surmenage physique augmente ces douleurs ou les fait apparaître.

Le malade ne souffre nullement en remuant ou en tournant la tête.

L'ouïe est intacte. Jamais de bourdonnements d'oreille.

Pas de vertiges. Station debout normale, que les yeux soient ouverts ou fermés. Réflexes rotuliens normaux.

Odorat s in , toutefois pas d'examen ultérieur.

Le malade dit que depuis trois ans, pendant les grandes chaleurs, il lui arrive de ressentir subitement dans les jambes une faiblesse telle qu'il tombe sur ses genoux et sur ses mains, mais il ne perd pas connaissance.

Il traîne ensuite pendant quelques heures son pied droit, mais il a toujours pu se relever et marcher, ne ressentant aucun autre symptôme qu'une grande sensation de fatigue.

Voici la note du professeur William Thomson sur l'état des yeux :

« Le 20 mai 1885, lors du premier examen, le malade raconte que depuis une huitaine de mois sa vue baisse dans l'œil gauche et particulièrement du côté gauche de cet œil, de plus, depuis six mois la vue baisse également dans l'œil droit et surtout du côté droit de cet œil. L'acuité visuelle prise à 20 centimètres est égale à 6/30 pour chaque œil en particulier, l'acuité totale est de 1/10 ; prise à 2 mètres de distance les chiffres sont les mêmes.

Le pouvoir accommodatif est intact, la pupille réagit bien

à la lumière des deux côtés, la fixation de chaque œil est parfaite en sorte que l'intégrité de la troisième paire nerveuse semble assurée. La sensibilité, le tact, l'odorat et l'ouïe sont normaux.

Perte complète de la vision à droite de la verticale menée par le milieu de l'œil droit, à gauche de la même verticale menée par le milieu de l'œil gauche ; ce qui démontre une anesthésie complète des deux moitiés nasales de chaque rétine..... Le sens des couleurs est néanmoins bon dans les deux autres moitiés rétiniennes et le malade reconnaît rapidement le rouge et le vert quand les lumières sont teintées par des verres de ces couleurs.

A l'examen ophtalmoscopique, on ne note aucune altération du fond de l'œil sauf à chaque papille. A ce niveau, les vaisseaux de la rétine paraissent très légèrement rétrécis, en outre la névroglie, surtout à gauche, est pâle, l'entrée du nerf optique élargie et on voit les apparences d'une atrophie partielle. Pas de saillie de la papille ni aucun changement dans la rétine rappelant les modifications de la papille étranglée (choked disc).

Le diagnostic porté est : compression à la partie antérieure du chiasma suffisante pour détruire les connexions entre les moitiés internes de chaque rétine, il s'y joint un certain degré de névrite ou d'atrophie partielle, surtout à gauche, ce qui explique la baisse de l'acuité visuelle. La cause comprimante n'excite pas suffisamment les méninges pour amener une saillie de la papille.

Le 10 novembre 1885, les seuls changements observés étaient une augmentation de l'acuité de 1/3 à droite (Acuité = OD 6/18 OG 6/60) et une apparence atrophique plus accentuée dans la papille gauche. Le champ visuel est exactement déterminé au périmètre (1) On trouve, en outre, un léger dégré d'astigmatisme à chaque œil.

16 juin 1886. — Acuité toujours la même OD = 6/18 OG = 6/60 dans la fixation excentrique.

L'hémiopie est toujours la même, mais sans le secours des lumières il est difficile de la déterminer à gauche.

7 février 1887. — Acuité = OD 6/18 OG 1/30 seulement ; l'hémiopie n'a pas changé, les bords de la papille sont plus blancs, les vaisseaux rétiniens normaux et bien remplis. Bien que l'acuité de l'œil gauche soit réduite à 1/30, l'hémiopie est strictement déterminée avec l'amétromètre. »

En février 1887, le professeur Harrisson Allen examine le nez du malade et le trouve encombré de mucus clair. Il pensa à une maladie des membranes muqueuses des sinus.

Les maux de tête depuis lors continuèrent mais n'augmentèrent pas. Une ou deux fois il se produisit des symptômes passagers de confusion mentale. Je revis mon malade cinq ou six semaines avant sa mort : il ne présentait aucun symptôme nouveau et les anciens ne s'étaient pas modifiés. Il vint encore un peu après à mon cabinet et me parla avec beaucoup de netteté et de bon sens. Enfin le 20 mai s'étant arrêté à Baltimore chez un parent pour y passer la nuit en raison de ses souffrances dans la tête, il tomba rapidement dans l'assoupissement, puis dans le coma et mourut le lendemain.

Voici la note d'autopsie du Dr M. Lean qui put heureusement la faire :

« Autopsie après cinquante-cinq heures : la rigidité cadavérique est peu accentuée. Extérieurement ecchymose des oreilles et large phlyctène à la racine du nez. Apparence

(1) L'auteur donne deux figures montrant une hémianopsie temporale double très nette avec léger rétrécissement du champ visuel du côté nasal.

générale d'un homme mort en état de santé. Poids du corps : 200 livres. Yeux : pupilles largement dilatées, injection très marquée des vaisseaux conjonctivaux oculaires et palpébraux. Congestion de l'encephale. La dure-mère n'est adhérente que le long de la face interne des sinus longitudinaux, points où l'on trouve une légère exsudation lympathique. Tous les vaisseaux de la pie-mère sont de couleur pourpre et extrêmement congestionnés. Il s'écoule presque quatorze onces de sérosité en extrayant le cerveau.

Après avoir soulevé les lobes antérieurs du cerveau, les nerfs et les bulbes olfactifs ainsi que les nerfs optiques à leur entrée dans le trou optique se présentèrent à la vue. Les nerfs optiques étaient complètement séparés (d'un bon pouce de largeur) par une large tumeur pourprée remplie de liquide situé directement entre eux. Celle-ci s'étendait en arrière jusque sur la selle turcique et il est évident que c'est une compression qui avait causé l'absorption du corps pituitaire et la disparition de la gouttière optique. Une véritable séparation paraissait exister au centre du chiasma optique rejetant en dehors de la tumeur nerfs optiques et bandelettes. Le chiasma lui-même ne fut pas trouvé. En essayant de disséquer la tumeur à partir de la cavité de la selle turcique on vit que la partie supérieure arrondie s'étendait vers le cerveau, le centre de la cavité elle-même pouvait être marqué par un point pris directement au centre du cercle de Willis. Les carotides droites et gauches intimement fondues avec la tumeur semblaient avoir pris part à sa formation. On put après section de celles-ci juste au devant de la sortie des communicantes postérieures extraire complètement le cerveau laissant ainsi la tumeur profondément logée dans sa cavité de la selle turcique. Mais si la tumeur n'était pas autrement adhérente au cerveau elle était du moins fermement attachée aux bords de la cavité qu'elle s'était formée dans la selle turcique. Enfin, après extraction de la tumeur, on trouva la cavité osseuse rugueuse mais sans rudesse. On ne fit pas d'examen plus complet ayant envoyé immédiatement les pièces aux Drs Thomson et Mitchell. »

A une lettre du Dr Weir-Mitchell demandant au Dr M. Lean si le chiasma n'avait pu être déchiré dans la dissection celui-ci répondit que cela était peut-être possible mais pourtant qu'avec un examen très attentif il n'avait pu noter aucune trace de cette commissure.

Enfin l'examen des pièces par le professeur Thomson et le Dr Dercum montra qu'il fallait faire renter ce cas dans le cadre des anévrysmes d'artères anormales. Voici les quelques réflexions de Weir-Mitchell :

Le cas parle par lui-même et il est seul de son espèce. Il faut supposer qu'une artère anormale reliait les carotides en passant sous le chiasma. Cette branche ainsi dilatée soulevait celui-ci dans sa partie médiane rejetant un nerf de chaque côté et divisant ainsi les fibres optiques correspondant aux parties internes ou nasales des deux rétines et qui se croisent dans le chiasma (côté temporal de la vision).

A quelle date la division définitive s'est elle accomplie ? il est impossible de le dire, d'autant plus qu'au premier examen pratiqué l'hémianopsie était déjà établie d'une façon complète dans les deux rétines. L'œil gauche avait évidemment souffert davantage. L'absence d'étranglement papillaire et de névro rétinite est à noter ainsi que le fait d'une tumeur grosse comme un citron donnant si peu de troubles mentaux, moteurs et sensoriels.

OBSERVATION III

résumée (Nammack) (1)

Syphilome du chiasma optique produisant l'hémianopsie bi-temporale

Chancre en 1889 : traitement mercuriel. Assez longtemps après, le malade tomba dans une sorte de coma qui dura quarante jours. Lorsqu'il reprit connaissance il avait une hémiplégie droite.

Celle-ci guérit au bout de trois mois, puis le traitement mixte institué fut suivi pendant quatre années.

Un mois après cessation de celui-ci, céphalée intense. Au moment où le malade se présente à l'examen vertige très prononcé dans la situation debout les yeux fermés. Il se produit alors une vacillation du côté gauche. On constate des spasmes chroniques de la cheville du pied, la suppression des reflexes rotuliens.

Du côté des yeux, pupille normale.

Hémianopsie temporale des deux côtés ; champ des couleurs normal.

Le diagnostic porté fut celui de gomme du chiasma optique. Après dix mois du traitement ioduré et mercuriel, la guérison fut complète.

OBSERVATION IV

résumée (A. Aschmann) (1)

Sarcome angiolitique du chiasma optique

Malade 37 ans, accusant un scotome de l'œil gauche placé juste au-dessus du point de fixation et de 18 degrés d'éten-

(1) Syphiloma of the optic chiasma producing bilateral temporal hemianopsie (Medical Record, 9 février (1895).

(1) Aschmann. — Angiolithic sarcoma of the optic chiasma (Ophtalmic Record, juillet 1893, analyse in Rev. d'Ophtam.).

duc. Acuité = 20/50. Pas de syphilis. Mal de tête périodique depuis l'adolescence.

Pas d'excès alcooliques, mais grand fumeur. Iodure de potassium et strychnine sans effet. Le scotome augmente dans l'œil gauche et s'établit aussi dans l'œil droit.

Réaction des pupilles normales. On diagnostique une tumeur à l'angle postérieur du chiasma.

Le mal de tête augmente et le malade délire parfois. Pas de paralysies, mais ptosis. Mobilité des yeux diminuée, pupilles dilatées. Atrophie des deux papilles. A une période plus avancée, hémiplégie gauche. Mort.

A l'autopsie, on trouve une tumeur de la grosseur d'un œuf de poule occupant la région du chiasma. Sarcome angiolitique ou psammome»

OBSERVATION V

résumée (Ed. Kœnig (1)

Un cas d'hémianopsie temporale

Jeune fille de 22 ans, dont les antécédents personnels ne présentent rien à noter, est atteinte de troubles cérébraux (perte de la mémoire, attaques épileptiformes, céphalée, vertiges, vomissements) qui vont en augmentant pendant deux ans. A partir de cette époque, diminution progressive de la vision ; hémianopsie bitemporale typique. A noter dans les deux champs visuels que la ligne de démarcation est nette et passe par les deux points de fixation. Diplopie croisée, sans modification de l'écartement des images dans les différentes directions du regard, diplopie affectant par conséquent les caractères de la paralysie de la convergence décrite par Parinaud. Réduction de l'amplitude de l'accommodation. Double atrophie papillaire. ODV = 5/20 ; OG, V = 5/15. *Anosmie*. Pendant deux ans, les troubles

(1) Ed. Kœnig. — A propos d'un cas d'hémianopsie temporale (Rec. d'opht., mars et avril 1894). Analyse de Pechin.

cérébraux vont plutôt en s'aggravant, quoique la malade ait encore des accalmies qui durent quelque temps. La cécité devient presque complète à droite, l'œil gauche conservant une vision égale à 2/3. Enfin les maux de tête deviennent très violents et la malade succomba dans le coma.

Dans la discussion du diagnostic de la nature de la lésion, M. Kœnig écarte la syphilis, démontre qu'il ne peut être question d'hystérie et admet un néoplasme situé dans la région du chiasma, sur la nature duquel on ne peut faire que des hypothèses. Est-ce un gliome ? Est-ce une exostose ? Est-ce une tumeur tuberculeuse ?

OBSERVATION VI

(Alex) (1)

Psammome kystique de l'arachnoïde.

V. L...., âgée de 20 ans, entre dans le service de M. Bouveret, le 15 novembre 1895. Elle y a déjà fait un séjour l'année dernière. Elle présentait alors les signes d'une tumeur cérébrale non douteuse : vertiges, somnolence, stupeur et adynamie, céphalée constante, vomissements.

Le début de la maladie nous est mal connu ; ce que nous savons d'une façon positive, c'est que cette jeune fille, alors âgée de 19 ans, n'avait présenté aucun signe de syphilis héréditaire ou acquise et qu'elle n'était pas tuberculeuse.

Ces réserves faites, il avait été impossible de préciser davantage la nature de la tumeur ; cependant on admettait, comme la plus vraisemblable, l'hypothèse d'un gliome.

Par contre, le siège de la tumeur avait été déterminé aussi exactement que possible par M. Bouveret. Il avait constaté d'une part une amaurose complète avec atrophie de la papille du côté droit, l'œil gauche étant sain ; d'autre

(1) Recueillie dans le service de M. Bouveret et publiée par Alex dans le Lyon médical (nº 20 1896).

part une paralysie faciale gauche du type cérébral, c'est-à-dire limitée au facial inférieur, sans paralysie des membres. Sa conclusion avait été que la tumeur siégeait à la base du cerveau et à droite, et qu'elle comprimait tout à la fois le lobe frontal et le nerf optique de ce côté, par conséquent qu'elle était contenue tout entière dans l'étage supérieur de la base du crâne.

Le traitement par l'iodure de potassium avait amené une atténuation telle des douleurs, vertiges et vomissements, que la malade avait pu sortir au bout d'un mois environ.

A son entrée, le 15 novembre, la malade est dans un état beaucoup plus grave que la première fois. Les signes de compression du cerveau sont plus accusés. Il est difficile de fixer l'attention de la malade et plus difficile encore d'en obtenir des réponses suivies.

Les symptômes du côté de la face sont restés les mêmes que lors du premier séjour. La paralysie faciale est peut-être un peu plus accusée ; les moteurs oculaires et l'orbiculaire sont toujours indemnes ; il n'y a donc pas de déviation de la langue. Les membres ne sont pas paralysés et la malade peut se lever pendant quelques heures, marcher dans la salle et même descendre les escaliers.

Du côté des organes des sens, deux faits nouveaux sont venus s'ajouter à l'ancien tableau symptomatique : d'abord l'olfaction est abolie complètement à droite et presque complètement à gauche ; ensuite l'œil gauche est frappé d'*hémianopsie gauche*. L'examen ophtalmoscopique montre de ce côté un léger degré d'œdème de la papille et un commencement d'atrophie.

Conclusion : la tumeur s'est développée en avant et elle a envahi le chiasma des nerfs optiques en ne laissant intact que le faisceau direct gauche correspondant à la moitié temporale de la rétine.

La malade n'a pas de fièvre; ses urines ne contiennent ni sucre ni albumine; leur quantité est normale.

Dans la nuit du 19 au 20 septembre la malade prend des convulsions avec perte de connaissance et tombe même de son lit pendant une de ses crises; à plusieurs reprises elle a des mictions involontaires. Le 20 novembre la force a un peu diminué dans le membre supérieur gauche. Le membre inférieur est indemne. Les crises se sont succédées à de courts intervalles dans la journée. Il ne nous a pas été donné d'y assister et nous ne savons pas si les convulsions sont limitées au côté gauche.

Le 21 novembre la situation s'aggrave; la parésie est plus marquée au bras gauche.

Mort dans le nuit du 21 au 22 novembre.

Autopsie (résumé). Kyste développé à la base du cerveau et réunissant les deux lobes frontaux. Le kyste est entraîné avec le cerveau; néanmoins il tient solidement à la dure-mère et une dissection lente aux ciseaux est nécessaire pour l'en séparer. Avant que l'on y soit complètement parvenu la poche se rompt et il s'en échappe un liquide citrin, contenant en quantité des paillettes scintillantes de cholestérine. On peut recueillir de ce liquide soixante-dix centimètres cubes, mais il a dû s'en perdre au moins autant.

Le cerveau détaché, on peut se rendre compte que la tumeur développée dans les espaces sous-arachnoïdiens a comprimé les deux bandelettes olfactives, mais surtout la droite qui est à peu près détruite.

Le nerf optique gauche est également refoulé. Le droit, presque entièrement englobé dans le kyste, est sensiblement moins gros que son congénère. Puis la poche kystique *passe sur le chiasma* et se prolonge dans l'espace inter-pédonculaire jusqu'à la protubérance qui n'est pas touchée.

Les moteurs oculaires communs sont refoulés par son

prolongement postérieur, mais ne sont pas atrophiés, l'accroissement de la tumeur s'étant sans doute fait lentement dans ce sens.

Dans son ensemble le kyste est plus développé à droite qu'à gauche, mais en outre il envoie un prolongement dans la scissure de Sylvius du côté droit, comprimant l'insula, la face interne du lobe frontal et celle du lobe temporal. Du côté gauche il n'y a rien de pareil.

Deux particularités intéressantes attirent l'attention dans la structure de la poche : la présence de taches jaunes pigmentées semblables à d'anciens foyers d'hémorrhagie déposées dans la paroi même, et l'existence de concrétions d'aspect calcaire.

L'exploration des ventricules est faite par la convexité. Une incision sagitale du corps calleux montre cet organe ramolli, ainsi que la voûte à trois piliers. La cavité du troisième ventricule est énormément dilatée; celle des ventricules latéraux l'est de même ainsi que les trous de Monro faisant communiquer les uns et les autres. Dans les ventricules se trouve une petite quantité de liquide rappelant la sérosité de l'œdème cérébral, mais ne contenant pas de paillettes de cholestrine, fait important qui démontre l'indépendance absolue du kyste avec les cavités ventriculaires.

A l'ouverture de la gaine du nerf optique gauche, côté où l'on a constaté pendant la vie l'œdème de la papille, il s'écoule quatre ou cinq gouttes de sérosité semblable à celle de l'œdème (1). Il ne se produit rien de pareil à l'ouverture de la gaine droite. On retrouve dans cette partie de leur trajet les nerfs optiques très inégaux le droit étant de beaucoup le plus grêle.

L'examen microscopique montre qu'on avait à faire à un psammome kystique développé dans l'arachnoïde, cas rentrant dans les faits de sarcome angiolithique de MM. Cornil et Ranvier.

OBSERVATION VII

(personnelle)

Tumeur cérébrale. Cécité complète. Double névro-rétinite de moyenne intensité

Malade âgée de 26 ans, entre le 21 février 1896 dans le service de M. le professeur Gayet.

Son père est mort tuberculeux à 49 ans, il n'était pas alcoolique ; sa mère est bien portante. Deux frères et deux sœurs en bonne santé ; deux autres petits frères morts l'un à 15 mois, l'autre à 8 mois.

Très bonne santé dans l'enfance. Premières règles à 14 ans, régulières depuis, toutes les trois semaines. Pertes blanches habituellement modérées, devenues abondantes depuis quelques mois. A une petite fille de 6 ans bien portante. Ne semble pas avoir eu la syphilis, mais on ne saurait être affirmatif, la malade accusant un passé génital sur lequel on ne peut rien savoir de précis ; elle dit avoir eu des boutons en bas et a présenté il y a trois ans de la chute des cheveux ; actuellement, on lui trouve quelques glandes cervicales mais pas d'adénite inguinale, pas de ganglion épitrochléen.

Métrorrhagies assez abondantes il y a trois mois, qui furent suivies de rhumatisme articulaire subaigu ayant duré deux mois. A peu près à la même époque survinrent des douleurs de tête assez intenses localisées surtout du côté droit. Ces douleurs n'ont jamais disparu complètement depuis, elles sont sourdes, à peu près permanentes avec quelques lancées aiguës, elles semblent partir de la région frontale droite et s'irradier jusqu'à l'occiput.

(1) M. Bouveret a cité ce cas comme venant à l'appui de la théorie Mans-Schwalbe pour expliquer l'œdème de la papille.

Depuis deux ans, la malade qui servait dans un café est devenue alcoolique par profession ; elle buvait en moyenne une dizaine de petits verres par jour. Enfin il y a neuf mois elle eut des vomissements survenant sans cause appréciable et surtout la nuit.

Au mois de septembre la vue commença à baisser sensiblement, et au bout de quatre mois (janvier 96) elle avait totalement disparu. En même temps la mémoire diminuait et la malade devenait irascible.

Actuellement elle a un caractère plutôt gai avec un état mental assez inférieur. Les douleurs de tête persistent, mais les vomissements ont disparu.

Du côté de la vue, c'est à peine s'il persiste encore la sensation de lumière : Les pupilles sont dilatées, immobiles, sans *nulle réaction*. A l'ophtalmoscope on constate une nevrorétinite double assez nette, mais qui n'est pourtant pas extrêmement accentuée. La papille est, des deux côtés, rougeâtre et floue, un peu saillante, les veines sont gonflées et ça et là comme coupées en certains points à une petite distance de la papille.

Il n'y a ni exsudats, ni hémorrhagies.

La malade a eu parfois dans le bras et la jambe gauche une anesthésie subjective à peu près complète ; il semblait que ses membres n'existaient pas de ce côté Elle n'a jamais eu d'épilepsie jacksonnienne proprement dite, mais, fréquemment encore, elle a surtout dans la jambe gauche de petits mouvements brusques et involontaires. Elle a eu parfois aussi du côté gauche des bourdonnements d'oreille.

L'examen objectif ne fait pas constater de troubles de la sensibilité, les réflexes rotuliens sont normaux. L'odorat et l'ouïe s'exerçent parfaitement. Pas de troubles de la marche ni de l'équilibre, mais parfois en marchant la malade a failli tomber et fut obligée de se retenir aux objets environnants.

Clou céphalique très douloureux, zones sus-mammaires également douloureuses. Pas de zones ovariennes. Les organes paraissent sains.

Du 20 février au 17 mars on institue un traitement mixte sévère (KI 4 gr., puis 6 gr., frictions mercurielles) sans aucune amélioration.

En présence de ce résultat négatif, dans l'espérance de faire cesser les douleurs de tête qui étaient extrêmement vives, avec celle aussi, mais infiniment moindre, de faire diminuer l'œdème papillaire et redonner peut-être ainsi un peu de vision à la malade, comme on en a cité quelques exemples, M. Rollet, professeur agrégé, suppléant M. le professeur Gayet, se décide à intervenir chirurgicalement en pratiquant une trépanation.

Celle-ci est faite le 17 mars un peu en arrière du sillon de Rolando et à droite. On pensait à une tumeur centrale et on voulait uniquement pratiquer une décompression cérébrale par écoulement du liquide céphalo-rachidien. Celui-ci, après enlèvement d'une rondelle de 1 cm. de diamètre, s'écoule abondamment, on ne note aux méninges aucune particularité.

Les jours suivants, la malade se trouve mieux, souffre moins, elle accuse même un léger degré de vision mais qui ne se maintient pas. L'ophtalmoscope ne révèle aucun changement au fond de l'œil.

Le 2 avril, au niveau de la plaie qui était en bon état, on voit de grosses fongosités formées par la substance cérébrale qui s'élimine en quelque sorte au dehors.

Le 24 avril, hémiplégie presque complète à gauche, dilatation pupillaire plus considérable de ce côté. Toujours *même aspect* du fond de l'œil.

La malade prend de la température et meurt, le 28 avril dans le coma.

Autopsie. — Enorme fongus au niveau de la couronne de trépan. Ouverture de la boîte crânienne. On enlève à la fois et avec précaution le bulbe, le cervelet et le cerveau sans en séparer le chiasma ni les nerfs optiques auxquels restent appendus les globes oculaires. On remarque qu'il existait dans la fosse temporale droite un volumineux exsudat jaunâtre avec des plaques de méningite basilaire.

Le fongus cérébral avait creusé un trou de 2 cm. environ de profondeur et de 3 à 4 cm. de diamètre au niveau de la zone rolandique.

On ouvre avec beaucoup de soin les gaînes du nerf optique et on ne voit s'en échapper *absolument aucun liquide.* On sépare alors les deux hémisphères par section médiane antéro-postérieure. On observe alors *juste au-dessus du chiasma* sur la coupe du corps calleux, sur le trigone sous-jacent et les parties environnantes sans délimitation bien précise, une surface granuleuse offrant au couteau une certaine résistance et donnant au doigt la sensation d'une région indurée. Cette induration qui fait intimement corps avec la substance cérébrale est à peu près grosse comme un petit œuf de poule, elle s'étend davantage sur l'hémisphère gauche que sur l'hémisphère droit et n'offre pas à proprement parler l'aspect macroscopique d'une tumeur. Le chiasma est immédiatement sous-jacent à cette masse indurée dont on le détache facilement pourtant, il ne paraît pas avoir pris part lui-même à la néoformation et n'a dû être altéré que par compression.

Nous regrettons de ne pouvoir donner le résultat de l'examen histologique qui n'est pas complet au moment de l'impression de ce travail.

OBSERVATION VIII

résumée (Leclerc) (1)

Tumeur primitive de la glande pituitaire

Léonard J.., âgé de 64 ans, entre à l'Hôtel-Dieu, le 11 décembre 1886, dans le service de la clinique médicale de M. le professeur Lépine.

Ni alcoolique, ni syphilitique, il ne commence en réalité à être malade qu'au mois de juin 1885.

A cette époque survint une céphalalgie qui depuis a toujours persisté. Ce fut d'emblée un mal de tête violent qui arracha bien souvent au malade des cris de douleur et de désespoir. Les souffrances étaient intermittentes et paroxystiques. La céphalalgie d'abord *unilatérale* occupait toute la moitié droite de la tête, depuis le front jusqu'à l'occiput, avec irradiations fréquentes du côté de la nuque.

Environ une année après le début de la céphalalgie, c'est-à-dire en juin 1886, la vue jusque-là bonne diminua d'une façon très rapide dans l'œil droit, puis, quelque temps après et brusquement, cet œil présentait une chute de la paupière supérieure. En même temps, le malade remarqua que le globe oculaire de ce côté devenait peu à peu *saillant* et « sortait, pour ainsi dire, de la tête ». Peu de temps après les mêmes phénomènes passaient du côté droit dans le côté *gauche*. Dès lors la céphalalgie, toujours aussi violente, devint bilatérale, et rapidement l'œil gauche présenta un certain degré d'amaurose.

Concurremment Léonard J... avait fréquemment des vomissements soudains ayant tous les caractères des vomissements cérébraux.

Les troubles de la vue furent bientôt si intenses que le

(1) Leclerc. Note sur trois cas de tumeur intra-crânienne. Revue de Médec. Tome VII, déc. 1887.

malade se présenta à la consultation gratuite de M. le professeur Gayet le 21 juillet 1886. On constata alors les phénomènes suivants : un peu d'injection conjonctivale des deux yeux, ptosis de l'œil droit, exorbitisme très notable du même côté, hypertonie des deux globes oculaires, paralysie complète pour le droit externe, à peu près complète pour le droit supérieur, parésie du droit interne, *anesthésie de la cornée,* chambre antérieure diminuée par la projection de l'iris : tout cela du côté droit. Gerontoxon double. A droite l'acuité visuelle est réduite à 1/10, à gauche elle est réduite à 1/3. L'examen du fond de l'œil ne révèle rien ou à peu près rien d'anormal. Les contours de la papille sont parfaitement nets ; il n'existe point d'infiltration œdémateuse Il n'y a là rien qui ressemble à une *papille étranglée.* Et cependant un mois seulement après le début des troubles fonctionnels de la vision tel était déjà le degré d'amaurose qu'à droite l'acuité visuelle était déjà réduite à 1/10 !

Le 4 août, on note à la clinique ophtalmologique une paralysie des muscles moteurs de l'œil gauche et on conseille au malade d'entrer dans un service de médecine.

Cependant il demeure chez lui jusqu'au 12 décembre, jour où il est admis à la clinique médicale. A son entrée on note l'état suivant : Léonard J... est un homme pâle, doué d'un certain embonpoint. Son état général est relativement satisfaisant. Ce qui frappe tout d'abord, c'est un *exorbitisme* double, plus prononcé à droite qu'à gauche, et une occlusion à peu près complète des deux yeux. Pour regarder et pour voir les personnes placées en face de lui, le malade est obligé de soulever avec sa main une des paupières supérieures.

L'occlusion est totale à droite ; à gauche, l'espace interpalpébral mesure encore environ 2mm. Les pupilles sont inégales, la pupille droite présente une légère mydriase. Toutes deux réagissent très mal en présence de la lumière et le *reflexe pupillaire* est à peu près complètement aboli de chaque côté.

Les deux globes occulaires demeurent *immobiles* lorsqu'on invite le malade à porter le regard d'un côté ou d'un autre. C'est à peine si, avec l'œil droit, Léonard J... peut exécuter un léger mouvement de rotation en dehors.

Les deux pupilles regardent directement en avant, il n'y a pas de strabisme. La vue est presque *totalement* abolie à droite et *considérablement* diminuée à gauche.

En somme ophtalmoplégie double, avec abolition du reflexe pupillaire, exorbitisme bilatéral, amaurose double, tels sont les symptômes oculaires qui frappent l'observation à première vue.

L'examen du fond de l'œil pratiqué encore une fois à la clinique ophtalmologique fournit les résultats suivants : les deux pupilles sont blanches, crayeuses, leurs contours sont nets, il n'y a ni œdème ni exsudat le long des vaisseaux. Bref, cet examen, rapproché de celui qui a été fait au mois de juillet, démontre l'existence d'une atrophie papillaire double, qui s'est effectuée sans que jamais la papille ait présenté les caractères de la papille étranglée.

Interrogé sur les motifs qui l'amènent à l'hôpital, le malade attire immédiatement, et avant tout, l'attention sur les troubles de la vision et sur la céphalalgie.

Cette céphalalgie n'a jamais cessé d'exister depuis 1885. Elle est seulement plus opiniâtre, les paroxysmes sont devenus sub-intrants. De plus, la région de la pommette droite est depuis quelques jours le siège de picotements et on note un peu d'*hyperesthésie* à ce niveau. La sensibilité générale est d'ailleurs intacte sur tout le reste du corps.

Quant aux sens spéciaux non encore mentionnés, ils ont

paru normaux presque jusqu'à la fin. Néanmoins quelque temps avant sa mort Léonard J... a présenté une *diminution de l'odorat.* Toutefois il ne semble pas avoir eu une anosmie complète.

Du côté de la motilité, rien de bien anormal.

Hémiplégie linguale gauche.

Diminution notable de la mémoire.

Du 11 décembre, jour de l'entrée, jusqu'au 15 février, jour de la mort, on a noté les particularités suivantes : la céphalalgie a été excessivement intense, les vomissements ne se sont pas reproduits, la déviation de la langue n'a fait qu'augmenter. L'œil gauche s'est complètement fermé et l'amaurose a fait des progrès tels que vers la fin de sa vie Léonard J... était presque aveugle. L'état psychique a empiré, il y a eu de l'excitation puis du délire à un tel point que l'on a été obligé de l'enfermer dans un cabinet d'isolement.

La mort arrive dans le marasme.

Autopsie. — Après l'enlèvement de la calotte osseuse on constate un peu d'infiltration œdémateuse des membranes de l'encéphale. Puis après qu'on a enlevé celui-ci on constate avec beaucoup d'étonnement que l'on a affaire non pas à une tumeur cérébrale proprement dite, mais à une tumeur juxta-cérébrale implantée sur la partie médiane de l'étage moyen.

Grosse environ comme un œuf de dinde, à grand diamètre antero-postérieur, elle occupe la selle turcique, c'est-à-dire la place même de la glande pituitaire.

..... La tumeur se prolonge bien au-delà des limites de la selle turcique. En avant et en arrière elle a détruit les apophyses clinoïdes antérieures et postérieures, elle occupe toute la région médiane de l'étage supérieur et une portion de la même région de l'étage inférieur. Latéralement elle dépasse les bords de la selle turcique et par conséquent elle empiète un peu sur le domaine des fosses temporales. En avant, elle s'étend jusqu'à l'apophyse crista-galli, en arrière jusque sur le segment antérieur du trou basilaire, elle comprimait nettement l'hypoglosse.

....La tumeur se laisse isoler et énucléer complètement. On enlève en même temps des nerfs dont elle a envahi le trajet et qui maintenant font corps avec elle. D'abord ce sont les deux bandelettes optiques qu'on reconnaît très facilement à leur volume et à leur blancheur qui tranche sur la teinte plus foncée du néoplasme. Entourées complètement et de chaque côté par le parenchyme de la tumeur dont elles affleurent les limites externes, elles lui adhèrent si intimement qu'on ne peut les en séparer qu'en les sculptant pour ainsi dire avec la pointe du scalpel. Le *chiasma* n'est pas reconnaissable. De même les autres filets nerveux qui appartiennent à l'appareil de la vision et qui émanent du sinus caverneux pour aboutir à la grande fente sphénoïdale sont englobés dans la tumeur sur une étendue plus ou moins longue de leur trajet. Parmi eux on distingue assez facilement le tronc du moteur oculaire commun, mais il est à peu près impossible de reconnaître les autres filets plus petits, tellement leur trajet et leurs rapports réciproques sont modifiés par leur fusion avec le tissu du néoplasme.

L'examen histologique de la tumeur pratiqué par M. le professeur Renaut démontra que l'on avait affaire à un carcinome alvéolaire absolument type et que l'on ne pouvait mieux comparer qu'à un carcinome alvéolaire de la mamelle.

Quant aux nerfs moteurs de l'œil pincés dans la tumeur, ils étaient nettement atteints de névrite (segmentation et disparition par places de la myéline réduite à l'état de boules granuleuses; section en divers points des cylindres d'axe).

OBSERVATION IX (Pana) (1)

Tumeur fibreuse du chiasma, des nerfs optiques et du tuber cinereum.

B.. (Georges), âgé de 14 ans, entré le 25 janvier à l'Hôtel-Dieu, service de M. le Professeur Laugier, est d'une bonne constitution et offre un développement physique supérieur à son âge; on lui donnerait aisément 18 à 20 ans. Son intelligence est bien développée; il parle beaucoup, bien qu'à la vérité, ce soit en tremblotant un peu. La sensiblilité et la motilité sont intègres ainsi que *tous les sens*, celui de la vue excepté, qui depuis six mois se trouve complètement perdu. La cécité est arrivée d'une manière graduelle, et sans autres accidents qu'une céphalalgie presque constante. Ajoutons que la face est pâle, et qu'un léger souffle se fait entendre dans les carotides. Malgré cela l'appétit est excellent et les digestions sont parfaites.

Les yeux sont agités d'un clignotement perpétuel. L'ophtalmoscope permet de constater la parfaite intégrité de l'appareil oculaire. La papille du nerf optique est normale, et à peine constate-t-on une légère turgescence dans les vaisseaux de la rétine. Pas un seul phosphène ne survit chez lui.

A partir du mois de mai, le malade a maigri beaucoup et est devenu turbulent au point de troubler le repos de ses voisins pendant la nuit. Un peu plus tard, il tomba dans une somnolence permanente, et ses membres se raidirent au point que l'élève chargé de panser un cautère qu'on lui avait appliqué sur la nuque éprouvait les plus grandes peines pour le soulever.

Enfin, dans la journée du 12 juin il fut pris de deux accès d'épilepsie, après lesquels il succomba le 13, à 9 heures du matin.

(1) Pana. Bullet. Soc. anat. de Paris, 1858, XXXIII, 270-81.

L'autopsie faite, 24 heures après, nous montra :

Une cavité cranienne spacieuse exactement remplie par la masse encéphalique, et dont les parois médiocrement épaisses offrent une surface interne raboteuse, avec des saillies mamillaires et des dépressions digitales des plus prononcées ; des circonvolutions très apparentes et légèrement tassées ; les méninges parfaitement saines ; le liquide sous-arachnoïdien plus abondant que d'ordinaire, mais clair ; les ventricules latéraux doublés de capacité, contenant de la sérosité claire, et tapissées d'une membrane propre épaissie ; les couches optiques très blanches, étalées et comme doublées de surface ; les corps striés élargis. Les plexus choroïdes, surtout celui de droite, sont atrophiés, et comme rudimentaires. Le trou de Monro du côté droit est presque oblitéré. Le septum lucidum a éprouvé un dédoublement complet en deux lames minces et demi-transparentes, et le cinquième ventricule ainsi évasé contient de la sérosité limpide. Le corps calleux est à peine aminci.

Dans l'hexagone de la base du cerveau existe une tumeur ayant transformé en sa propre substance le chiasma, toute la portion antérieure du nerf optique droit, le tuber cinereum et les tubercules mamillaires, bien que ces derniers soient encore reconnaissables. Cette tumeur, du volume d'un petit œuf, pénètre dans le troisième ventricule et remonte jusque sous la commissure grise qu'elle repousse en haut en même temps qu'elle l'étale; elle est formée de deux parties dont l'une fondamentale, offre un aspect fibroïde, une couleur grise et une consistance dense tandis que l'autre extérieure et superposée à la précédente, présente une consistance plus molle et une certaine lucidité qui la fait ressembler à de la chair d'anguille : cette dernière portion de la tumeur, toute extérieure, ainsi que nous l'avons dit, remplit l'espace sous-arachnoïdien antérieur, et entoure le pédicule de la glande pituitaire qui est parfaitement sain.

L'examen microscopique a montré : 1° que la masse intra-ventriculaire était du tissu fibreux pur ; 2° que la masse surajoutée couleur de chair d'anguille était formée, au contraire, de tissu amorphe rempli de granulations moléculaires, et comme infiltrée dans les mailles de tissu cellulaire sous-arachnoïdien.

Les bandelettes des nerfs optiques, surtout celle de droite, sont complètement atrophiées ; les corps genouillés surtout à droite, le sont également, ainsi que les tubercules quadrijumeaux antérieurs et postérieurs, particulièrement à droite. La glande pinéale, ses pédoncules et les deux commissures antérieure et postérieure du cerveau sont sains ; le trigone ou voûte à quatre piliers est élargi et aminci, ainsi que la toile choroïdienne, dont les vaisseaux et les plexus existent à peine. Enfin la protubérance annulaire et le bulbe sont comme tassés et repoussés en arrière vers le trou occipital : aussi le diamètre antéro-postérieur du pont de Varole semble diminué. Les olives font une saillie considérable et le collet du bulbe est très profond.

OBSERVATION X

Résumée (Surmont) (1).

Acromégalie.

Alphonsine Prev..., 18 ans 1/2.

Restée petite jusqu'à quatorze ans. A cette époque elle se mit à grandir, à avoir un fort appétit et à ressentir des douleurs vagues dans les membres. A eu ses règles une seule fois. Depuis dix-huit mois céphalée violente, opiniâtre, avec état nauséeux, amélioré parfois par le sommeil. Depuis huit mois l'*acuité visuelle* baisse ; elle a actuellement peine à se conduire.

(1) Cité in th. Duchesneau, Lyon 1894.

L'examen donné dans l'observation de M. Surmont ne laisse aucun doute sur un cas d'acromégalie typique. Les sensibilités générale et spéciale ne sont pas altérées sauf la voix et la vue, voici ce qui a trait à la vue (examen fait par M. de Lapersonne) :

Œil droit. — Papille d'un blanc chatoyant avec petite excavation centrale ; son bord supéro-interne (image ophtalmoscopique) est encore légèrement diffus. Dans sa partie interne elle est traversée par trois veines volumineuses et légèrement tortueuses ; deux petits vaisseaux accompagnent la veine ; on ne trouve pas de vaisseaux ailleurs même à un fort grossissement. Pas de lésions du côté de la macula ni à la périphérie.

Œil gauche. — La papille est moins blanche, les bords en sont légèrement diffus, surtout en haut et en bas, où la papille semble se prononcer au niveau des vaisseaux par suite de l'existence d'un peu d'œdème rétinien. En outre des vaisseaux principaux il existe encore un peu de vascularisation propre de la papille, surtout à un fort grossissement. Rien d'anormal à la macula ni à la périphérie.

En résumé le processus qui conduit la malade à la cécité est celui de la névrite optique avec stase telle qu'on l'observe dans les inflammations du nerf d'origine intra-crânienne.

Depuis janvier 1890 la cécité est presque complète, la vue est réduite à la perception lumineuse.

OBSERVATION XI

Tumeur gommeuse dans le chiasma des nerfs optiques

(Arcoléo, de Palerme) (1).

Michel Barranca, de Palerme, âgé de 31 ans ; tempérament lymphatique, complexion faible, yeux châtains ; exer-

(1) Congrès per. internationnal d'ophtalmol. 1867.

çant le métier de mécanicien ; marié ; est reçu à la clinique le 24 janvier 1867.

Ce malade déclare avoir eu, il y a 6 ans, un ulcère de la couronne du gland, auquel a été opposé un traitement purement local, sans moyens généraux.

Cependant sa santé est altérée au point qu'on le soupçonne atteint d'une fièvre intermittente. Vers le mois d'octobre 1866, déprimé par des causes morales, il se sent plus faible ; une céphalie continuelle trouble ses facultés intellectuelles ; ses gencives saignent plusieurs fois ; ses urines coulent plus abondamment. Au mois de décembre, sans altération préalable de la sensibilité, il s'aperçoit que la vision s'est éteinte dans l'œil droit. N'ayant retiré aucun avantage des moyens locaux et généraux qu'on lui a conseillés, il se réfugie à notre clinique.

Nous constatons : une dilatation pupillaire de l'œil droit, immobilité même à une forte lumière ; une dilatation pupillaire légère à gauche, avec mobilité suffisante : pas d'autre phénomène pathologique visible à l'extérieur. La fonction visuelle, éteinte dans l'œil droit, est légèrement diminuée à gauche.

Examen ophtalmoscopique. — *Œil droit :* la papille a ses dimensions ordinaires, sa couleur est d'un blanc de chaux ; aréole légèrement plombée à sa circonférence ; vaisseaux centraux plus minces, les veines d'un plus grand calibre que les artères, surtout au niveau de la rétine ; çà et là dans le fond de l'œil, une pigmentation ponctuée. — *Œil gauche :* légère teinte blanche du segment interne de la papille, injection sanguine des veines et des artères de la rétine, mais des artères à un moindre degré. L'atrophie des nerfs optiques et la céphalalgie incessante localisée surtout vers la région frontale, permettent d'affirmer qu'un travail pathologique s'accomplit sur le trajet des nerfs optiques.

. .Etat général mauvais, vomissements, délire, puis mort dans le coma.

Lésions anatomiques (résumé). — Le chiasma des nerfs optiques est enveloppé d'une masse d'un tissu gris rougeâtre, demi-transparent, qui comprend non seulement le chiasma mais encore l'entonnoir et qui s'étend à la glande pituitaire. Cette masse, de nouvelle formation, est une tumeur gommeuse, où quelques parties seulement (celles qui se trouvent dans la glande pituitaire) ont subi une transformation caséeuse. Une coupe horizontale, pratiquée dans le chiasma, montre que le tissu de la tumeur gommeuse envahit la totalité du tissu du nerf optique droit et la moitié du gauche.

OBSERVATION XII

Résumée (Schott) (1)

Glio-sarcome du nerf optique

Petite fille de 3 ans 1/2.

Elle fut examinée sept jours avant la mort.

L'amaurose était complète ; état simplement flou de la papille, artères et veines larges sur la papille, tortueuses sur la rétine.

A l'autopsie, envahissement du chiasma, de tout le nerf optique droit, refoulement du nerf optique gauche.

D'après l'examen microscopique le professeur Schott fit de cette tumeur un glio-sarcome ayant pris son origine sur le nerf optique intra-orbitaire et gagné consécutivement le nerf optique intra-crânien.

(1) Schott. Knapp's Archiv. VII Band abth, 1. p. 81-94 (in Th. de Jocqs, p. 149).

CONCLUSIONS

I. — Les tumeurs intrachiasmatiques aussi bien primitives que secondaires sont très rares. Le plus souvent la lésion du chiama, lorsqu'il s'agit de néoformations pathologiques, est produite par des tumeurs développées aux dépens des sinus sphénoïdaux, par des hypertrophies du corps pituitaire qu'elles soient le fait de tumeurs ou d'acromégalie, par des anévrysmes, et surtout par des tumeurs cérébrales de voisinage.

II. — Au point de vue symptomatologique les signes capitaux sont 1° l'hémianopsie latérale hétéronyme, surtout et presque uniquement la variété temporale, 2° les amblyopies et les amauroses généralement très accentuées et sans corrélation avec les signes ophtalmoscopiques qui révèlent des altérations peu intenses du fond de l'œil, au moins au début, 3° la paresse ou la suppression complète du réflexe pupillaire,

Les signes secondaires beaucoup moins importants sont : 1° ceux tirés de l'état de la statique oculaire 2° ceux relevant des compressions de voisinage, 3° enfin ceux communs aux tumeurs encéphaliques limitées à la base.

Peut-être y a-t-il lieu d'attacher une certaine importance aux troubles auditifs ?... (commissure de Gudden).

III. — *Au début* s'il se produit de l'hémianopsie latérale hetéronyme, le seul diagnostic à faire est celui de la nature de la lésion si possible. Nous croyons qu'on peut éliminer l'hystérie.

Plus tard, il faudra éliminer les lésions qui, en dehors de celles localisées au chiasma, peuvent donner 1° une hemianopsie d'un côté avec amblyopie de l'autre, 2° des amblyopies doubles.

TABLE DES MATIÈRES

Pages

LIBRAIRIE J.-B. BAILLIÈRE & FILS - PARIS

Lyon. — IMPRIMERIE DES FACULTÉS, 20, rue Cavenne

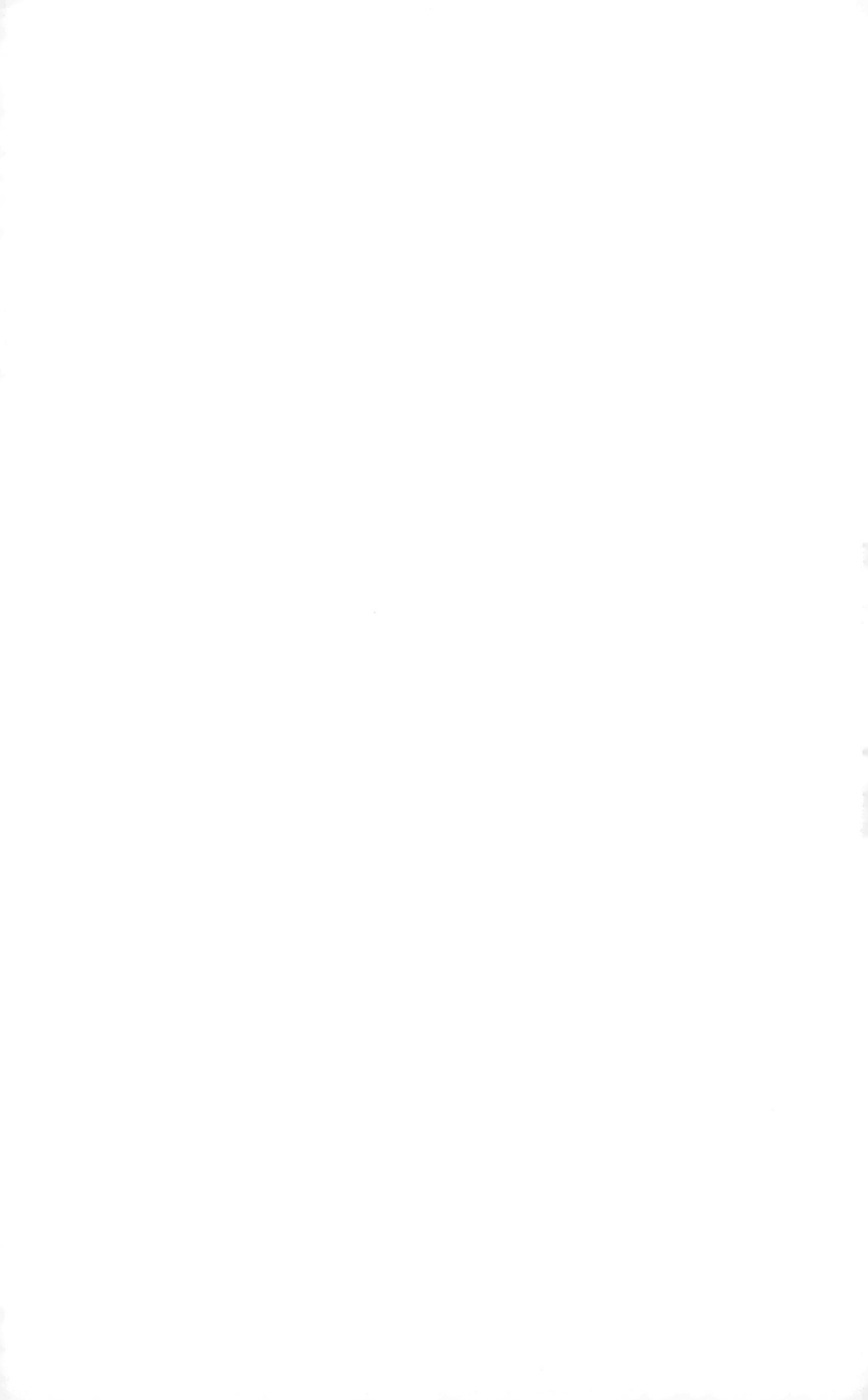

www.ingramcontent.com/pod-product-compliance
Ingram Content Group UK Ltd.
Pitfield, Milton Keynes, MK11 3LW, UK
UKHW012240240726
13966UKWH00003B/1190

9 782013 595421